风湿免疫科疑难病例集萃　　古洁若　谢雅　总主编

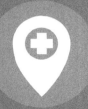

风湿免疫科疑难病例集
第二辑

张艳丽　主编

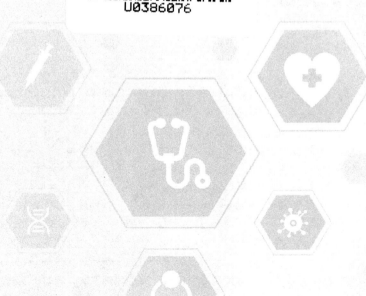

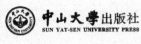 中山大学出版社
SUN YAT-SEN UNIVERSITY PRESS

·广州·

图书在版编目（CIP）数据

风湿免疫科疑难病例集. 第二辑/张艳丽主编. －－广州：中山大学出版社，2024.11. －－（风湿免疫科疑难病例集萃/古洁若，谢雅总主编）.
ISBN 978 － 7 － 306 － 08156 － 8

Ⅰ . R593. 21

中国国家版本馆 CIP 数据核字第 202439V6W9 号

出 版 人：王天琪
策划编辑：古碧卡　吕肖剑
责任编辑：吕肖剑
封面设计：林绵华
责任校对：徐平华
责任技编：靳晓虹
出版发行：中山大学出版社
电　　话：编辑部 020 － 84110283，84113349，84111997，84110779，84110776
　　　　　发行部 020 － 84111998，84111981，84111160
地　　址：广州市新港西路 135 号
邮　　编：510275　传　　真：020 － 84036565
网　　址：http：//www. zsup. com. cn　E-mail：zdcbs@ mail. sysu. edu. cn
印 刷 者：广东虎彩云印刷有限公司
规　　格：787mm × 1092mm　1/16　7.75 印张　170 千字
版次印次：2024 年 11 月第 1 版　2024 年 11 月第 1 次印刷
定　　价：42.00 元

前言

风湿免疫性疾病，蕴含着很多的奥秘。疾病的表象纷繁复杂，即使是常见的风湿免疫病，每一类既会展现已有的共性，又会有不寻常的临床个性特征。因此，对于风湿免疫科的医生而言，每个病例的精准诊疗过程都需要医生在科学的逻辑思维基础上，将扎实的医学基础和临床的经验结合起来做出诊断。

本书选录了部分我院风湿免疫科近年来诊治的典型、疑难与复杂病例，这些病例是各级医师对患者进行细致的视触叩听诊疗过程、结合全面的辅助检查结果，以及多学科讨论后，制定出符合逻辑的、正确的诊治策略，并且获得了较好的诊疗效果和预后的实证。在编写过程中，我们对每一个病例进行了详尽的回顾与分析，还点评了诊治过程中的经验教训，提炼了诊治要点。值得强调的是，在风湿免疫性疾病的临床医教研并举的工作过程中，我们坚信，细节决定成败。患者每一个微小的变化，都可能成为我们解开疾病之谜的关键。因此，在诊治过程中，医生要始终保持高度的警觉和敏锐的观察力，从细微之处寻找线索尤为重要。本疑难病例集所收录的病例，既有常见疾病的罕见表现，也有罕见病的常见表型，让我们在熟知的疾病中发现新的启示，通过细致观察、层层剖析最终揭开谜团。我们相信多一份思路，少一份茫然；多一份智慧，少一份愚昧；多一份成熟，少一份幼稚。

我衷心感谢所有为本书付出努力和贡献的我们团队的每一位成员，是你们的辛勤付出和无私奉献，才使得这部书得以问世。我们期望通过本书向读者分享我们在风湿免疫疑难病例的诊治过程中获得的经验与教训，这里是我们智慧的浓缩，也是我们诊疗的法则、我们花夕朝拾、上下求索，为提高我们诊疗的水平同心协力，期望风湿免疫学科桃李芬芳。

我们深知，患者的信任与支持是我们不断前进的动力。每一位患者的康复，都离不开他们的坚持与配合。因此，我们始终秉持着医者仁心，运用我们的专业知识和技能，为患者提供最精准的治疗与最优质的服务，在此也特别感谢相关患者的知情同意分享。

　　鉴于我们医学知识的局限，本书在编写过程中难免存在不足之处，期待广大读者提出宝贵的建议，给予斧正。

中山大学附属第三医院风湿免疫科学科带头人：古洁若

2024 年 6 月 18 日

目　　录

病例 1　反复发热、关节痛、乏力 4 个月余

患者何某，男性，58 岁。

一、主诉

反复发热、关节痛、乏力 4 个月余。

二、现病史及相关病史

患者于 4 个月前无明显诱因出现反复午后发热，热峰达 38.5 ℃，持续 3 小时左右可自行退热，偶有夜间发热，发热时伴有颜面部、胸前区、腰背部、四肢皮疹，呈红色，融合成片，发热消退时皮疹自行消退；偶有寒战、盗汗。1 周后患者前往当地诊所补液（具体药物不详），治疗后病情无缓解，出现四肢大关节疼痛、乏力，下蹲、站起膝关节疼痛，双手无法上举过肩部，指趾关节偶有疼痛，无变形。3 个月前于外院就诊，查抗体谱：抗 PM-Scl 抗体阳性，余阴性。考虑"成人 Still 病"，予"甲泼尼龙20 mg 静滴"症状无改善。予"甲泼尼龙片 24 mg 口服"，发热、皮疹无明显改善，关节痛有明显缓解后出院。出院后口服甲泼尼龙抗炎，症状改善。后患者自行减量，发热、关节痛、皮疹再次出现，性质同前。2 个月前于外院就诊，入院后完善相关检查：IgE 偏高，IgG 偏高，降钙素原无异常，抗结核抗体阴性。继续予甲泼尼龙（剂量不详）、护肝、抗过敏等对症治疗，全身皮疹逐渐消退、浅表淋巴结明显缩小后出院。出院后病情再次反复，为进一步治疗来中山大学附属第三医院（简称中山三院或我院）就诊，起病以来，患者食欲、精神可，因关节疼痛，睡眠一般，二便无明显异常，体重下降 5 kg。

患者 3 年前因胃癌于外院行"胃大切手术"，术后病理提示：低分化腺癌。行术后化疗。患者 3 个月前于抚州市人民医院诊断"乙肝病毒携带者"，未服用抗病毒药。否认冠心病、糖尿病、高血压病史，否认结核病史，否认输血史，否认食物药物过敏史，疫苗接种史不详。患者既往在养鸡场工作。

1

病史采集的重点和临床启示

患者为中老年男性，慢性病程，反复发热、皮疹、关节肿痛4个月。根据2017年中国《发热待查诊治专家共识》，患者发热持续时间超过3周，经过了至少1周的住院系统全面检查仍不能确诊，符合发热待查（FUO）的定义。根据共识建议，患者属于经典型发热待查，主要原因是感染、癌症、自身炎症疾病或自身免疫疾病以及其他。

感染一直是引起发热待查的最主要病因，以细菌性感染占多数。细菌感染：结核病是FUO最常见的感染性原因之一。约有38%的惠普尔病患者出现发热，且通常伴有关节痛或关节炎、腹泻和体重减轻。伤寒和非伤寒沙门菌血清型可引起菌血症和FUO，可并发真菌性动脉瘤。其他细菌感染（例如感染性心内膜炎，特别是培养结果为阴性的心内膜炎）和深部感染（例如脓肿和前列腺炎）也是FUO相关疾病。病毒感染：大多数病毒感染具有自限性，及早诊断可以减少诊断检查的费用和抗生素用药。病毒感染的发热可单独出现或伴有转氨酶水平升高、血液学异常，血液学异常最常见于EB。疱疹病毒感染中有许多是在其他病程背景下发生的潜伏性感染复活，而不是FUO的主要原因。传染性单核细胞增多症的临床表现可能因年龄而异。HHV-6和HHV-8检测通常只对免疫功能低下患者进行；HHV-7的致病性尚有争议。动物源性病毒是FUO的一个考虑因素，尤其是伴有脑膜脑炎时。真菌感染：除主要发生于免疫低下患者的马尔尼菲蓝状菌病，地方性真菌病（组织胞浆菌病、芽生菌病、球孢子菌病和副球孢子菌病）在免疫功能正常或低下宿主中均可引起FUO。机会性侵袭性真菌病（如曲霉菌病、毛霉菌病和新型隐球菌病）主要见于免疫功能低下人群。其他感染：媒介传播的疾病或动物源性病原体引起的FUO占一半左右，且患者一般并无明确动物源性病原体或节肢动物接触史。癌症：最常伴发FUO的肿瘤包括肾细胞癌、淋巴瘤、肝细胞癌和卵巢癌、心房黏液瘤和卡斯尔曼病。其可能与致热细胞因子生成或自发性肿瘤坏死（伴有或不伴有继发感染）有关。自身炎症疾病和自身免疫疾病占FUO病因的20%~30%。自身炎症疾病和自身免疫疾病是两类不同的疾病，单纯自身炎症疾病（例如周期性发热综合征）属于白介素-1β反应、白介素-18反应或两种反应失调的固有免疫障碍，而自身免疫疾病（例如自身免疫性淋巴组织增生综合征）则涉及适应性免疫，由Ⅰ型干扰素反应驱动。其他的疾病（例如成人期发病的斯蒂尔病和类风湿性关节炎）具有可变或同时存在的自身炎症和自身免疫特征。老年人巨细胞动脉炎和风湿性多肌痛以及年轻患者的成人斯蒂尔病常伴有发热。免疫重建综合征（它代表了免疫抑制逆转时对机会性病原体的异常重建免疫）是 FUO 的一个新原因。微生物感染受到控制后出现与炎症组织疾病相关的发热，则应怀疑免疫重建综合征。HIV 感染者、器官移植受者、产后妇女、中性粒细胞减少的宿主和接受抗肿瘤坏死因子 α 治疗者均有风险。

该患者为中老年男性，既往有胃癌手术及化疗史，不除外感染可能。此外，患者在养鸡场工作，有禽类接触史，应进一步询问患者未用药时的热型、伴随症状（各个器官、系统的感染症状，如鼻塞、流涕、咳嗽、咳痰、腹痛、腹泻、恶心、呕吐、黄疸、尿频、尿急、尿痛、头痛、乏力、盗汗、体重下降等），外院抗生素，抗病毒、真菌药物等的使用情况及反应。自身免疫性疾病或自身炎症性疾病方面要追问患者有无泡沫尿、血尿、反复口腔溃疡、外阴溃疡、光过敏、口干、眼干，雷诺现象以及皮肤除发热时的皮疹外的改变，肢体无力；耳鼻喉部位有无疼痛。肿瘤方面需要询问有无发现颈部或其余部位的肿大等。其他原因方面需要询问患者有无疫区活动，传染病接触，动物、昆虫叮咬，养猫、狗、羊史等，以及食物、毒物摄入，冶游史。

三、体格检查

无双手、双足遇冷皮肤颜色发白、发紫、发红。右侧腹股沟可以触及肿大淋巴结，数目 2 个，最大 1.5 cm×1 cm，无触痛，无粘连融合，质地硬，可活动。睑结膜无苍白。口腔黏膜无溃疡，舌质正常，牙齿未见异常，无口干。双肺呼吸音正常，未闻及啰音，未闻及胸膜摩擦音。心界无扩大，心率 68 次/分，律齐，各瓣膜听诊区未闻及杂音及额外心音。腹部平软，无压痛、反跳痛，肝、脾肋下未及，Murphy 征阴性，移动性浊音阴性。脊柱无畸形，生理弯曲正常。颈部活动度无异常。无杵状指，四肢大关节有疼痛、无压痛，左膝关节肿大、无发红，皮温无升高，肩关节上举受限；膝关节活动时疼痛明显。四肢肌力正常，无肌肉萎缩。全身浅感觉无异常。生理反射存在，巴彬斯基征阴性。

体格检查的重点和临床启示
体格检查主要围绕发热待查的 3 个方面展开。感染方面：患者有无皮肤、呼吸系统、消化系统、泌尿系统、神经系统等感染的表现。自身免疫性疾病方面：有无蝶形红斑、盘状红斑、龋齿，有无口腔溃疡、外阴溃疡，有无肌无力、肌肉压痛、雷诺现象，全身各关节有无肿胀、压痛、皮温升高，全身皮肤有无皮疹、皮肤增厚变硬，鼻梁、耳郭有无肿胀、压痛等。肿瘤方面：有无胸骨压痛，全身浅表淋巴结有无肿大。患者的阳性体征为发热、关节炎、与发热同时出现的皮疹。

四、辅助检查

2019 年 4 月 8 日外院检查结果。血常规 + CRP：全血 C 反应蛋白 22.07 mg/L，红细胞计数 3.52 × 10^{12}/L，白细胞计数 9.34 × 10^9/L，血红蛋白 104 g/L，红细胞分布宽度（SD）46.9 fl，平均红细胞 Hb 浓度 335 g/L。总 IgE 测定（免疫球蛋白）：1120.0 IU/mL。白细胞形态检查未见异常。血细菌培养无异常。心脏彩超 + 左心功能 + 组织多普勒：二尖瓣、三尖瓣、主动脉瓣轻度反流；左室舒张功能减退。颅脑磁共振平扫：①脑萎缩、脑白质疏松、双侧大脑半球白质内散发缺血灶；②双侧基底节区腔隙灶；③颅脑 MRA 未见明确异常；④双侧筛窦炎症。甲状腺及颈部淋巴结彩超：甲状腺右侧叶及峡部无回声结节。常规心电图：①窦性心律；②大致正常心电图。

外院检查结果。PET – CT：①胃癌术后化疗后，吻合口未见明显异常。②左膝关节及双腕关节周围代谢较活跃，双上臂皮下、双腋窝、双锁上、纵隔及双肺门多发淋巴结代谢较活跃，疑炎性改变，需结合临床。③全身骨髓代谢弥漫增高，怀疑反应性改变。④左上肺下舌段、右上肺后段及下肺脊柱旁斑片影代谢略活跃，考虑炎性改变。⑤前列腺钙化灶。⑥鼻窦炎。

入院后检查。血常规：单核细胞绝对值 7.00 × 10^8/L，白细胞总数 6.76 × 10^9/L，中性粒细胞绝对值 4.190 × 10^9/L，红细胞总数 3.69 × 10^{12}/L，血小板计数 2.93 × 10^{11}/L，血红蛋白浓度 104.000 g/L。生化：谷草转氨酶 48.000 U/L，总胆汁酸 23.500 μmol/L，白蛋白 33.300 g/L，白蛋白/球蛋白 1，血清前白蛋白 117 mg/L，钠 134 mmol/L。曲霉菌半乳甘露聚糖 1.249 S/CO。铁蛋白 2563.7 ng/mL。术前筛查：乙肝病毒表面抗体 32.392 mIU/mL，乙肝病毒核心抗体 10 IU/mL。红细胞沉降率 97mm/h。血型 A 型，RhD 血型阳性（+）。体液免疫：免疫球蛋白 A 3.470 g/L，C 反应蛋白 40.9 mg/L，血清总补体 70 U/mL。心肌酶谱：乳酸脱氢酶 479 U/L，α - 羟丁酸脱氢酶 365 U/L。凝血：纤维蛋白原浓度 6.22 g/L。血清降钙素原检测 0.263 ng/mL。左膝关节腔穿刺液常规检查：白细胞总数 3.1994 × 10^{13}/L，红细胞总数 7.264 × 10^{15}/L，中性粒细胞 0.85，单核细胞百分率 0.15，颜色淡黄，透明度混浊，凝固物无凝块，无结晶，量 1.8 mL。左膝关节腔积液生化：糖 3.28 mmol/L，总蛋白 43.6 g/L，乳酸脱氢酶 1486 U/L。左手血培养：弯曲芽孢杆菌。空腹血糖、血脂、尿常规、大便常规、IgG4 测定、风湿三项、肿瘤标记物、狼疮三项、抗核抗体十项、ENA 抗体、类风湿四项、ANCA、T-SPOT 感染、甲功七项、电解质、左膝关节腔积液培养及涂片未见异常。血清、脑脊液及关节腔积液隐球菌抗原检测；脑脊液隐球菌、细菌及真菌涂片未见异常。优生四项：弓形虫 IgG 3.083 IU/mL，风疹病毒 IgG 50.633 IU/mL，巨细胞病毒 IgG 12.293 U/mL，单纯疱疹病毒 IgG 22.716 U/mL。脑脊液常规检查：白细胞总数 2×10^6/L，红细胞总数 0×10^6/L，颜色无色，透明度清晰，无薄膜，球蛋白定性阴性。脑脊液生化：尿总蛋白 0.525 g/L，钾 2.960 mmol/L，钠 143 mmol/L，氯 118.3 mmol/L，糖 3.05 mmol/L。心电图：①窦性心律；②T 波高尖。胸部 CT：①双肺炎症；②双肺多发结节，性质待定，建议定期（6 ~ 12 个月）复查；③纵隔、双侧腋窝多发稍大淋巴结；④冠状动脉硬化。腹部超声 + 泌尿系超声 + 妇科：肝脏超声检查未见明显异常；餐后胆囊未见结石声像；肝内外胆管未见扩张；因肠气干扰，胰腺显示不清；脾脏超声检查未见明显异常；双肾超声检查未见明显异常；双侧输尿管未见明显扩张；膀胱超声检查未见明显异常；前列腺不大，前列腺钙化斑；双侧精囊超声检查未见明显异常。超声心动图：主动脉瓣反流（轻度）；三尖瓣反流（轻度）；左室收缩功能正常；左室舒张功能减退。

　　复查胸部 CT：①双肺炎症，较前变化不大；②双肺多发结节，较前减少，建议定期（6 ~ 12 个月）复查；③纵隔、双侧腋窝多发稍大淋巴结，同前；④冠状动脉硬化。骨髓细胞学：①骨髓及外周血血小板增多，需做相关检查，鉴别原发与继发；②增生性贫血骨髓。送检淋巴结组织（右上臂淋巴结）：淋巴结结构保存，可见淋巴窦，皮质区增宽，T、B 细胞分区存在，淋巴滤泡增生丰富、大小不一，滤泡间区浆细胞丰富，结合免疫组化结果，考虑为淋巴结反应性增生改变，未见确切肿瘤，需结合临床免疫组化结果：CD3（滤泡间 +），CD45RO（滤泡间 +），CD20（淋巴滤泡 +），CD79a（淋巴滤泡 +），CD21（FDC 网 +），CD23（FDC 网 +），Ki - 67（GC 约 90% +，NGC 约 20% +），Bcl - 2（+），Kappa（部分 +），Lambda（部分 +）。外送病原微生物二代测序提示：隐球菌属序列 72，其中新型隐球菌序列 9。肝病寄生虫全套：包虫抗体弱阳性，弓形虫 IgG 阳性。循环肿瘤细胞（CTC）检测：总数 4（上皮型 0；混合型 4；间质型 0）。

辅助检查的重点和临床启示

　　辅助检查方面根据《发热待查诊治专家共识》推荐，需初步完善三大常规，胸片、胸部 CT 等影像学检查，炎症指标（CRP、PCT、US - CRP），血清抗体检查（支原体、衣原体、EB 病毒、巨细胞病毒等），流感抗体，T 细胞亚群分析，血、尿、痰培养和药敏试验，免疫学检查（抗核抗体、抗 ENA 抗体谱、风湿三项、自免五项、RF 检测等），腰穿、骨穿等。病原体相关检查：结核相关的结核抗体试验、PPD、γ 干扰素释放试验、痰涂片找结核杆菌；肥达＋外斐氏试验；登革热抗体检测；G 试验和 GM 试验。

患者外院两次住院发热原因均不明确，已于外院行 PET－CT 检查，暂未见明确肿瘤征象。中山三院查 ANA、ANCA 阴性，血培养弯曲杆菌阳性，外周血二代测序隐球菌属序列增加。提示患者感染可能性大。

五、诊断

（1）发热查因：怀疑弯曲芽孢杆菌感染。
（2）过敏性皮炎。

六、治疗方案及转归

入院后，先后予头孢哌酮钠他唑巴坦钠 2.25 g ivdrip q12 h，其后予环丙沙星（悉复欢）0.2 g q12 h，再后＋罗红霉素抗感染。患者后期无再发热。6 月 29 日出院。1 月后门诊复诊无发热、皮疹、关节肿痛。

诊治小结和思考

发热待查是内科医生常见的临床问题，根据 2017 年《中华传染病杂志》发表的《发热待查诊治专家共识》及 2022 年发表在《新英格兰医学期刊》的《Fever of Unknown Origi》综述，对于发热待查的患者应全面查找患者发热的病因，尽可能针对病因诊治，切忌在明确病因前随意使用糖皮质激素治疗。

病例 2　眼睑水肿、视物模糊 1 个月余，咳嗽、发热 4 天

患者曾某，女性，26 岁。2019 年 9 月就诊于中山三院风湿免疫科。

一、主诉

眼睑水肿、视物模糊 1 个月余，咳嗽、发热 4 天。

二、现病史及相关病史

患者 1 个月余前无明显诱因出现眼睑红肿，伴视物模糊，遂至社区医院就诊，诊断为"双眼变应性结膜炎"，予口服药物和外用滴眼液治疗后（具体不详），患者自觉眼部症状稍有好转。20 天前，患者出现双下肢红斑、丘疹，偶有瘙痒，皮疹以双下肢内侧明显，伴有右下肢踝部水肿，自觉发热，未测体温，遂至 A 医院就诊，诊断为过敏性皮炎，予"醋酸泼尼松片 10 mg qd + 氯雷他定 8 mg qd + 维生素 C 224 mg tid 口服"治疗后，患者大片皮疹完全消退，踝部水肿消退。1 周前，患者无明显诱因出现双膝关节疼痛，伴左膝稍肿，持续 1 天后肿胀自行消退。4 天前，出现发热，体温最高 39 ℃，服用退烧药后可降至正常，退热时多汗，伴畏寒、咳嗽、咽痛，眼部症状加重，间断腹胀、解少量稀便 4 次，大便无黏液、脓血，无咳痰、咯血，无头痛、恶心、呕吐，无肌肉疼痛、无力，无尿频、尿急、尿痛，无腹痛，无胸闷、气促，无双手小关节肿痛，无手指受凉变色，无口干、眼干，无口腔、会阴溃疡等不适。遂至中山三院就诊。完善抗核抗体等检查后诊断为"发热、系统性红斑狼疮"，予莫比可治疗后，患者关节痛症状消失，仍有反复发热。为进一步诊治收住我科。患病来，精神、食欲欠佳，大便如前述，小便量少，无血尿、泡沫尿。睡眠一般，体重无变化。平素有脱发，近期加重。

未婚未育，既往史、个人史、家族史无特殊。

病史采集的重点和临床启示

患者为青年女性，急性病程。症状有眼睑水肿、皮疹、脱发、发热、腹

胀，有多器官多系统受累的表现，所以应围绕会引起上述症状的疾病，如自身免疫性疾病、感染性疾病、肿瘤性疾病来展开。

（1）询问全身一般情况及非特异症状：发热的热型，有无前驱感染史，有无消瘦、乏力、关节疼痛等全身表现。

（2）询问有无呼吸道病变的表现：如有无咳嗽、咳痰、气促，有无哮喘、变应性鼻炎、鼻息肉、副鼻窦炎等。

（3）询问皮疹的特点：重点了解有无蝶形红斑、盘状红斑、出血性皮疹（可为瘀点、紫癜或瘀斑）、皮肤或皮下结节、网状青斑、眶周红斑等。

（4）询问有无骨关节表现：有无肌肉疼痛无力、关节肿痛、骨骼肌萎缩等。

（5）注意询问其他系统损害表现：如有无心脏疾病、脑血管意外、进行性心力衰竭，近期出现的进行性肾功能不全、蛋白尿，不明原因腹痛、腹泻、血便等。

（6）询问有无其他过敏史、疾病史：有无特殊病原体或疫区、疫水、有毒有害物品接触史。

经病史采集和初步分析，患者为青年女性，发热伴咽痛、咳嗽，不除外有呼吸系统受累；眶周肿、小便尿少，考虑肾脏受累可能性大，自身免疫性疾病或肾炎可能性大。

三、体格检查

体温 34 ℃，心率 123 次/分，呼吸 18 次/分，血压 91/67 mmHg。车床入院。嗜睡，叫醒后对答切题，定向力及计算力可，查体合作。轻度贫血貌，颜面无红斑，未触及肿大淋巴结。发量少，部分断发。眼睑重度水肿，睑结膜轻度苍白，口腔黏膜无溃疡。咽红，双侧扁桃体无肿大。双肺呼吸音粗，未闻及干湿啰音。心界无扩大，律齐，心音正常，各瓣膜听诊区未闻及病理性杂音。腹部平坦，上腹部轻压痛，无反跳痛，肝脾脏肋下未及，移动性浊音阴性，肠鸣音 4 次/分。全身关节无压痛。四肢肌力正常，肌张力正常，无肌肉萎缩。右手拇指、无名指可见少许红斑，无触痛。双下肢伸侧可见散在分布、对称性分布深红色点状皮疹，无脱屑，双下肢轻度凹陷性浮肿。

体格检查的重点和临床启示

（1）生命体征及一般项目。尤其注意体温监测、血压监测，神志、步态等。

（2）皮肤、黏膜。注意皮疹、皮下结节、出血性皮疹（可为瘀点、紫癜或瘀斑）等，有无浅表淋巴结肿大。

（3）头颅五官。尤其注意有无视力异常、视野异常、鼻咽部黏膜病变等。

（4）心肺体检。有无肺实变体征，心包积液体征等。

（5）腹部体检。有无肝脾肿大、腹膜炎、双肾区叩痛等体征。

（6）神经系统。患者嗜睡，注意有无痛觉、温觉、感觉、深感觉异常，有无肌力、肌张力、运动协调性异常，有无颅神经受累体征，有无脑出血、脑梗死早期症状或后遗症表现。

本例体格检查眶周、下肢水肿，提示患者可能肾脏受累；嗜睡，提示有中枢神经系统受累可能；双手、双下肢皮疹，多系统受累，提示自身免疫性疾病可能。

四、辅助检查

初步检查结果：

入院后查血常规：白细胞总数 2.94×10^9/L，淋巴细胞绝对值 0.88×10^9/L，血红蛋白浓度 101 g/L，PLT 4.5×10^{10}/L。生化：甘油三酯 3.62 mmol/L，钙 1.92 mmol/L，氯 95.1 mmol/L，钠 129 mmol/L，碳酸氢根（HCO_3^-）18.8 mmol/L，肌酸激酶同工酶 28.000 U/L，肌酐（酶法）160 μmol/L，尿酸 430 μmol/L，球蛋白 39.9 g/L，白蛋白 25.6 g/L，β2-微球蛋白 10.630 mg/L，血清前白蛋白 30 mg/L。血清脂肪酶 235 U/L，淀粉酶 270 U/L。心肌酶谱（七项）：乳酸脱氢酶 452 U/L，肌酸激酶 1093 U/L，α-羟丁酸脱氢酶 359 U/L，肌酸激酶同工酶 28 U/L，肌红蛋白 420.6 μg/L。血清降钙素原检测 0.570 ng/mL。红细胞沉降率 50 mm/h。C反应蛋白 6.9 mg/L。尿常规：尿蛋白（3+），未见病理管型。头颅 MRI 未见异常。

进一步检查结果：

进一步检查主要阳性结果为：尿蛋白定量 3.57 g/24 h。腹部 CT 示胰腺轻度肿胀、双肾未见异常。抗体：1280 颗粒型阳性，抗 ds-DNA（+），抗 Sm（+），抗 rRNP（+）。C3 0.03 g/L，C4 0 g/L，CH50 0 g/L。心脏彩超：少量心包积液。

辅助检查的重点和临床启示

（1）通过血常规、尿常规、生化全套、红细胞沉降率、CRP、炎症标记物等检查了解患者基本情况。

（2）初步检查患者存在血液系统损害（白细胞低、血小板减少）、尿蛋白（3＋），胰腺受累（胰酶升高），支持自身免疫性疾病可能性大，进一步追踪患者自身抗体结果。

（3）患者自身抗体提示多项抗体阳性，存在低补体，符合 2019 年系统性红斑狼疮分类标准。

评估患者疾病活动度：重度活动。需进一步完善肾穿刺活检组织病理学检查。

五、诊断

（1）系统性红斑狼疮。
（2）狼疮性血液细胞损害。
（3）胰腺炎。
（4）狼疮性肾炎。

六、治疗方案及转归

入院后予甲强龙 0.5 g ivdrip qd + 丙球 20 g ivdrip qd 冲击治疗 3 天，并予盐酸莫西沙星氯化钠注射液（拜复乐）0.4 g ivdrip qd 抗感染、纠正水电解质紊乱治疗。患者神志好转，双下肢皮疹消退。复查白细胞、血小板升至正常水平。3 天后甲强龙减量至 80 mg qd 治疗，患者腹胀、颜面及下肢水肿改善。患者拒绝行肾穿刺检查。加用硫酸羟氯喹片 0.1 g tid、吗替麦考酚 0.75 g bid 治疗。患者门诊规律随诊，按照系统性红斑狼疮诊疗指南逐渐减少激素用量，病情稳定。1 年后患者拟妊娠，评估病情稳定，停用吗替麦考酚，患者妊娠足月顺产一女，女儿体健。产后患者规律门诊复诊，现予美卓乐 1 片 qd，羟氯喹 0.2 g qd 维持治疗。

诊治小结和思考

该例为年轻女性患者，短时间内出现多器官、多系统受累，首先考虑感染性或自身免疫性疾病可能。患者神志异常，头颅 MRI 未见异常，经纠正电解质紊乱后快速改善，考虑电解质紊乱所致可能性大，但仍需要警惕狼疮性脑病可能。胰酶升高、胰腺 CT 提示胰腺肿大，需警惕肠系膜血管炎可能。患者尿蛋白阳性、肌酐升高，需警惕急进性肾小球肾炎可能。白细胞、血小板减低，自身抗体多项结果异常，补体消耗明显，抗体滴度高，病情重度活动、进展快，以上均提示应尽快控制病情，减少狼疮危象的可能。经激素冲击治疗后患者症状迅速缓解，一般情况逐渐改善，表明患者对激素冲击治疗反应好，证实诊断正确、治疗得当。在长期激素减量过程中，患者病情稳定，孕产期病情维持稳定，这不仅仅取决于我们临床医生按照指南进行患者随访管理，更依赖于患者良好的依从性，医患携手共同创造慢性疾病患者良好预后。

病例3　间断发热伴双膝关节肿痛24天

患者陈某，男性，13岁，广东潮州人，2019年8月就诊于中山三院儿科。由儿科、关节外科、风湿免疫科共同诊治。

一、主诉

间断发热伴双膝关节肿痛24天。

二、现病史及相关病史

患者于24天前无明显诱因出现发热，体温最高38 ℃，无畏寒、寒战，无鼻塞、流涕，无咳嗽、咳痰、咽痛，无腹痛、腹泻，无尿频、尿急、尿糖，予感冒药治疗，体温可降至正常。22天前，患者出现双膝关节肿痛，偶有发热，体温同前，于当地医院就诊，查CRP 120 mg/dL，左膝关节B超示：关节积液伴滑膜增厚。左腿MRI示：左膝关节髌上囊大量积液，关节滑膜增厚；左大腿下段外后侧肌群水肿，左股骨下端及髌骨轻度骨髓水肿；左膝关节内侧半月板后角Ⅱ度损伤，外侧副韧带轻度损伤，左腘窝淋巴结增大。为进一步诊治，来中山三院就诊。门诊拟"关节炎"收入儿科。起病以来，患者精神、食欲、睡眠可，大小便正常。

既往史、个人史、家族史无特殊。

病史采集的重点和临床启示

患者为儿童，急性起病。以发热、对称性寡关节肿痛为主要特征。围绕这两个特征进行病史采集。常见的引起关节炎的原因包含：感染性关节炎（如病毒感染、细菌感染等）、风湿热、反应性关节炎、血清阴性脊柱关节炎、类风湿关节炎、感染性骨关节炎、晶体性关节炎、幼年特发性关节炎、结缔组织病（如红斑狼疮、血管炎等），其他疾病如淀粉样变性、肿瘤、家族性地中海热、复发性风湿症等。基于以上需鉴别诊断的疾病，主要围绕以下方面展开询问：

（1）询问全身一般情况及非特异症状：发热的进一步询问，如诱因、热型、体温变化情况、诊疗过程，有无消瘦、乏力、体重下降等全身表现。

（2）有无血清阴性脊柱关节炎的表现：如有无腰背痛、眼炎，有无前驱泌尿生殖系统、消化系统感染史，家族史等。

（3）有无结缔组织病的其他表现：如有无皮疹、脱发，有无口干、眼干、龋齿，有无雷诺现象、皮肤增厚变硬，有无反复口腔溃疡、外阴溃疡等。

（4）有无感染的临床表现：如有无咽痛、咳嗽、咳痰，有无腹痛、腹泻，有无尿频、尿急、尿痛，有无皮肤破溃，有无特殊病原体接触史。

（5）注意询问其他多系统损害表现。如有无心脏疾病、脑血管意外、进行性心力衰竭，有无近期出现的进行性肾功能不全、蛋白尿，有无不明原因腹痛、腹泻、血便等。

经过病史采集发现，患儿仅有发热和寡关节炎，考虑感染性关节炎或幼年特发性关节炎可能性大。同时要注意肿瘤性疾病的可能。

三、体格检查

体温 38.6 ℃，神清，对答切题。精神、反应好，双眼无结膜苍白、充血。全身皮肤、黏膜无黄染、出血点，全身未见皮疹，全身浅表淋巴结未扪及。咽充血（－），未见口腔溃疡，扁桃体无肿大。呼吸平顺，三凹征（－），双肺呼吸音清，未闻及明显干湿性啰音。心率 80 次/分，律齐，各瓣膜区未闻及杂音；腹平软，无压痛、反跳痛。肝脾肋下未及。肠鸣音正常。双侧膝关节肿胀、压痛，皮温升高，活动受限。余关节无肿胀、压痛。双下肢无水肿。

体格检查的重点和临床启示

本例体格检查应重点注意：

（1）生命体征及一般项目。尤其注意体温监测、血压监测，神志、步态等。

（2）皮肤和黏膜。注意皮疹、皮下结节、口腔溃疡、外阴溃疡等。

（3）头颅五官。注意有无眼球充血、水肿、视力异常、视野异常、鼻咽部黏膜病变等。

（4）肌肉骨骼系统。注意有无关节红肿、压痛，肌力、肌张力改变。

（5）心、肺、腹体检。有无相应系统感染的表现。

（6）神经系统。有无中枢神经系统、周围神经系统异常。

本例体格检查进一步判断患者为伴有发热的对称性寡关节炎，应重点排查感染性关节炎或幼年特发性关节炎。

四、辅助检查

初步检查结果：

外周血常规 WBC 9.5×10^9/L，中性粒细胞百分比 57.2%，Hb 151 g/L。肝肾功能未见异常。红细胞沉降率 123 mm/h，C 反应蛋白 51.8 mg/L。PCT 0.42 ng/mL。T-SPOT A 抗原 23 个，B 抗原 5 个。EBVDNA、CMVDNA 阴性。G 试验和 GM 试验阴性。

进一步检查结果：

ANA 阴性，RF、抗 CCP 抗体、抗 RA33 抗体阴性，HLA－B27 阳性。骶髂关节 X 线示：双侧骶髂关节面稍毛糙、关节面下骨质密度尚均匀，骶髂关节间隙未见明显变窄，不除外早期脊柱关节炎的可能。骶髂关节 MRI 示双侧骶髂关节面下骨质信号欠均匀，可见少许散在斑片状 T2W1 稍高信号灶，左侧显著，考虑脊柱关节炎可能性大。胃镜未见异常。肠镜示：回肠末端、结直肠炎性改变：怀疑感染性肠炎和自身免疫性肠炎。回肠末端、结肠黏膜、直肠黏膜病理示固有层内淋巴细胞、浆细胞及少量嗜酸性粒细胞、中性粒细胞浸润，符合中度慢性活动性肠炎。右侧膝关节腔穿刺：关节腔内抽吸出约 80 mL 黄色液体。常规检查：白细胞总数 2.9600×10^{10}/L，红细胞总数 1.5000×10^{10}/L，颜色黄色，凝固物无凝块，中性粒细胞百分率 0.8，单核细胞百分率 0.2，结晶数量 4.0 mL。关节液培养未培养出细菌、真菌。关节炎二代测序未见病原体，关节外科会诊后考虑不排除化脓性关节炎诊断，后转入关节外科行关节镜下双侧膝关节镜检＋清理＋置管灌洗引流术。术后病理示送检的增生纤维组织有挤压变性，局灶衬覆少量滑膜细胞，未见明显增生，间质少量淋巴细胞浸润，呈慢性炎症改变。

辅助检查的重点和临床启示

初步检查时应着重注意：

（1）通过血常规、尿常规、生化全套、红细胞沉降率、CRP、炎症标记物等检查了解患者基本情况。

（2）通过自身抗体、HLA－B27 基因、各种病原学、关节影像学检查寻找发热、关节肿痛的病因。

（3）通过关节滑液、关节镜及病理检查进一步协助寻找关节肿痛的病因。

经查，患者多项检查异常，炎症指标明显升高，HLA－B27（＋），骶髂关节 MRI 提示骶髂关节炎，关节滑液检查未找到致病菌，关节滑膜病理提示慢性炎症改变，基本排除感染可能。

五、诊断

幼年特发性关节炎（JIA）。

六、治疗方案及转归

患者入院后予注射用哌拉西林钠他唑巴坦钠（特治星）+利奈唑胺注射液（斯沃）联合抗感染治疗，关节肿痛无改善。双侧膝关节镜检+清理+置管灌洗引流术后，予注射用头孢哌酮钠他唑巴坦钠 2.25 g ivdrip q 12 h 抗感染、关节灌洗引流等治疗后，ESR、CRP 较前稍下降。停用抗生素，予以扶他林 75 mg qd 以及甲强龙 40 mg，治疗 3 天，患者退热，双膝关节肿痛明显改善。予扶他林 75 mg bid + 柳氮磺胺吡啶肠溶片 0.75 g bid 治疗，患者随访 3年，未再出现发热、关节肿痛情况。复查骶髂关节 X 线，较 2019 年 8 月无进展。

诊治小结和思考

幼年特发性关节炎是一组异质性炎症性疾病。根据国际风湿病联盟的标准，JIA 的诊断是一种排除性诊断。JIA 出现在 16 岁之前，临床表现持续至少6 周，且病因不明。JIA 可进一步分为全身型幼年特发性关节炎、多关节型幼年特发性关节炎（RF 阳性或阴性）、寡关节型幼年特发性关节炎（持续性和扩展性）、与附着点炎症相关的关节炎、银屑病关节炎、未分类的关节炎。

该患儿以发热、双膝关节肿痛起病，患儿无腰背痛、腹痛、腹泻、大便性状改变，但 HLA - B27（+）、骶髂关节 MRI 提示双侧骶髂关节炎，肠镜提示弥漫性结肠黏膜病变，符合儿童脊柱关节炎的表现。儿童脊柱关节炎的发生通常比较隐匿，但有些病例可在发热性疾病或骨骼肌肉创伤后显现出来。临床特征包括踝部肿胀、腊肠指（趾）或者反复发作的肌腱炎；晨僵比较常见，尤其是受累关节或者腰部。由于症状一般出现于十岁出头，而这个时候也通常是患儿体育活动量增加的阶段，所以儿童的脊柱关节炎最初可能会被误诊为反复发生的扭伤或拉伤。另外，儿童起病时可能没有中轴和/或关节外表现，某些与脊柱关节炎有关的特征（如 IBD、银屑病及 AS）要在肌腱端炎发病之后才会有明显临床表现。随着时间的推移，这些儿童可能会发生明确的骶髂关节炎。由于体征和症状不明显，脊柱关节炎可能在早期难以确诊。

治疗儿童脊柱关节炎的目标类似于其他类型的 JIA，包括预防关节破坏、控制症状以及保存功能。NSAIDs 可治疗脊柱关节病儿童的疼痛、僵硬和附着点炎。多种 NSAIDs 已获准用于治疗儿童 JIA，包括萘普生、托美丁、美洛昔康、塞来昔布以及布洛芬。对于有外周关节受累的患者，可加用局部治疗或尝试传统 DMARDs。在 DMARDs 中，柳氮磺砒啶对主要为外周关节炎的脊柱关节炎患儿有效。甲氨蝶呤通常作为其他类型 JIA 儿童患者的一线药物，它对附着点炎的儿童患者的外周关节炎也有效。若关节内治疗或尝试传统 DMARDs 后没有改善，通常就会加用 DMARDs 生物制剂，特别是 TNF 抑制剂。

该患者经排除感染、肿瘤后，依据指南推荐予扶他林 + 柳氮磺胺吡啶治疗，关节炎症状缓解，长期使用。患者 3 年随访，骶髂关节影像学未见进展。

病例 4　双下肢皮疹伴疼痛 1 年余，加重 2 个月

患者王某，女性，56 岁，广东东莞人，退休职员。2019 年 8 月 2 日就诊于中山三院风湿免疫科。

一、主诉

双下肢皮疹伴疼痛 1 年余，加重 2 个月。

二、现病史及相关病史

患者诉 1 年余前无明显诱因出现双足内侧皮肤红斑，突出皮面，伴局部发红、发烫、触痛。初起皮疹较小，约米粒到黄豆大小，伴有皮肤针刺样疼痛，持续性疼痛，活动后及夜间加剧，休息时可减轻。随后皮疹范围逐渐扩大，颜色逐渐加深至灰褐色，皮疹累及部位逐渐扩展至足背、足外侧、双踝和小腿下段，性质同前，无皮肤瘙痒、脓疱及脱屑，无肢端遇冷变色、麻木、感觉减退，无间歇性跛行，无发热、盗汗，无光过敏、脱发，无反复口腔、会阴溃疡，无口干、眼干，无腹痛、腹泻，无多饮、多尿，无多关节红肿、疼痛，无肌肉疼痛、肌无力。自行外购"泰国药"（具体治疗不详）口服治疗 1 年，服药后疼痛可减轻，但停药后反复发作。2018 年入冬后，皮疹及皮肤刺痛明显减轻。近两个月来，双踝处刺痛较前明显加重，夜间睡眠差，遂到中山三院就诊，门诊拟"结节性红斑"收住我科。自起病来，患者精神尚可，睡眠差，每日 4～5 小时，近两个月来，睡眠每日不足 1 小时，胃口一般，大小便正常，体重减轻约 5 kg。

患者 2016 年行"右卵巢畸胎瘤"手术治疗（具体术式不详）。有人乳头状瘤病毒感染病史。曾发现血糖升高（具体不详），曾有腰椎间盘突出，经针灸、理疗等治疗无好转。否认冠心病、慢性肾炎等疾病史，否认肝炎、肺结核、伤寒等传染性疾病史，否认食物、药物过敏史，否认外伤史，否认输血史，预防免疫接种史不详。

个人史、家族史无特殊。

病史采集的重点和临床启示

结节性红斑大多数病例出现在 20 ～ 40 岁，发病高峰在 20 ～ 30 岁。几项研究表明，结节性红斑在女性中发病率是男性的 3 ～ 6 倍。然而，青春期前的不同性别发生率大致相同。好发于双小腿伸侧，为对称分布的深在性触痛结节，直径 1 ～ 10 cm。结节表面皮肤初呈红色，平滑有光泽，略微高出皮面。几天后损害变平，留下挫伤样的青紫色斑。不发生溃疡，皮疹消退后无萎缩和瘢痕形成。结节成批出现，逐渐消退，自然病程数天或数周。全身症状可有发热、头痛、乏力、关节炎及下肢水肿等。

常见诱因包括感染、药物、妊娠、恶性肿瘤和炎症性疾病（结节病或胃肠道疾病），但许多病例为特发性。常见的感染原包含结核菌、链球菌，其他如非典型分枝杆菌、铜绿假单胞菌、短小棒状杆菌、肺炎支原体、布氏杆菌、梅毒、钩端螺旋体等也有可能。肿瘤性疾病如白血病、非霍奇金淋巴瘤、何杰金氏病、结直肠腺癌、胰腺癌、宫颈癌、骨盆癌放疗治疗后、肾癌、肉瘤、胃癌等。风湿免疫性疾病如白塞病、动脉炎、肉芽肿性血管炎、系统性红斑狼疮、类风湿关节炎、干燥综合征、成人斯蒂尔病、复发性多软骨炎等。可能引起结节性红斑的药物非常多，包括一些常见的抗菌药物如头孢地尼、左氧氟沙星、环丙沙星、阿莫西林等，雌、孕激素类，NSAIDs 等。其他如结节病、克罗恩病、溃疡性结肠炎、暴发性痤疮、伯格氏病、慢性活动性肝炎、结肠憩室病、憩室炎、肉芽肿性乳腺炎、IgA 肾病、Sweet 综合征、C4 缺失引起狼疮样综合征、水母叮咬、放射治疗、房屋失火时吸入浓烟、怀孕等。

因此，病史的采集主要围绕以下几个方面展开：

（1）感染方面：患者有无发热、盗汗、体重下降，有无咽痛，有无呼吸系统、泌尿系统、消化系统、皮肤感染等定位症状，有无疫区、疫水接触史，有无禽类、牛羊、鼠类等接触史。

（2）肿瘤性疾病方面：患者有无发热、淋巴结肿大、体重下降、大便改变、阴道异常出血等。

（3）自身免疫性疾病方面：患者有无结缔组织病或血管炎相关临床表现。

（4）药物方面：患者起病前有无特殊药物使用史。

（5）其他疾病方面：有无大便形状改变、痤疮、血尿、乳腺肿物、水母叮咬、失火吸入浓烟及起病前妊娠史。

经过病史采集分析：患者除反复双下肢结节性红斑外，仅有全身性症状为消瘦及失眠，起病前无发热，呼吸系统、泌尿系统、消化系统等感染史，无特殊感染接触史，无妊娠、痤疮、特殊药物接触史。目前特殊病原学感染、肿瘤、风湿性疾病均有可能。

三、体格检查

双下肢伸侧、双踝周围可见黑紫色皮疹，压之可退色，以双踝周围明显，左胫骨中上段内侧可触及皮下结节，无压痛，部分皮肤稍增厚，双踝关节处压痛。

体格检查的重点和临床启示

本例体格检查应重点注意：

（1）生命体征及一般项目。尤其注意体温监测等。

（2）皮肤黏膜。注意皮疹、皮下结节、出血性皮疹（可为瘀点、紫癜或瘀斑）、雷诺现象、黏膜溃疡等。

（3）头颅五官。尤其注意鼻咽部黏膜病变、扁桃体病变、有无淋巴结肿大等。

（4）心、肺、腹体检。有无心、肺、腹部感染体征，有无炎症性肠病、肠结核体征。

（5）肌肉骨骼系统。有无关节肿痛、肌痛、肌无力等。

本例体格检查患者暂未见肿瘤性、自身免疫性疾病、感染性疾病的其他体征。考虑单纯性结节性红斑可能性大，但仍需警惕非典型病原学感染、早期肿瘤的可能。

四、辅助检查

初步检查结果：

外院查红细胞沉降率 34 mm/h。CRP 20.7 mg/L。腹部超声示：肝内光点密集，绝经期子宫萎小，其余未见明显异常。心脏彩超示：左室舒张功能减低。乳腺及腋窝淋巴结超声未见异常。腰椎 MR 示：腰椎退行性改变，L3/4 椎间盘膨出，L4/5、L5、S1 椎间盘轻度左后突出，腰椎骨质增生。

进一步检查结果：

入院后完善相关检查，主要异常结果为 C 反应蛋白 17.400 mg/L。血常规：白细胞总数 1.059×10^{10}/L，中性粒细胞绝对值 6.52×10^{9}/L，血小板计数 4.32×10^{11}/L，血红蛋白浓度 87 g/L。APS 三项、RA 四项、巨细胞病毒 DNA、EB 病毒 DNA、优生五项、优生四项正常。结核菌感染 T 细胞检测（T-SPOT. TB）：结核感染 T 细胞 B 抗原 8 个。抗核抗体十项：抗核抗体

120 AU/mL。抗核抗体弱阳性1∶80颗粒型，ENA谱阴性。胃镜：①胃窦多发溃疡（A1－A2期，Forrest Ⅲ级，待病理）。②慢性浅表糜烂性胃窦炎。肠镜：未见明显异常。皮肤病理活检：送检少许皮肤组织（左踝皮肤活检物），表面鳞状上皮未见明显增生；真皮纤维组织增生、胶原化，胶原束间距增宽；真皮小血管周围见个别淋巴细胞、浆细胞浸润，散在含铁血黄素颗粒沉积，血管壁未见明显变性、坏死。未见确切血管炎改变，需结合临床。胃窦组织病检示：送检少许表浅黏膜（胃窦黏膜）呈轻度慢性炎性改变。

辅助检查的重点和临床启示

初步检查时应着重注意：

（1）通过血常规、尿常规、生化全套、红细胞沉降率、CRP、炎症标记物等检查了解患者基本情况。

（2）进一步进行结核分枝杆菌、非结核分枝杆菌、链球菌、EB病毒、梅毒、CM病毒等病原学检查，以及自身免疫性疾病的抗体谱检测、肿瘤标志物检测、胃肠镜检查、鼻咽镜检查、皮下结节活检等。

本例患者除炎症指标升高外未见明显异常，皮疹活检未见明显炎症细胞浸润，组织局部血管未见明显炎症。

五、诊断

结节性红斑。

六、治疗方案及转归

排除感染、肿瘤、风湿免疫性疾病后，予塞来昔布0.2 g bid治疗3天，患者症状改善，予带药出院。患者规律服药，皮疹消退后继续予塞来昔布0.2 g qd维持治疗1年后停药。现每半年门诊随诊一次，ANA滴度维持1∶80颗粒型，无新发皮疹，治疗有效。

诊治小结和思考

患者为中年女性，双下肢皮疹伴疼痛，皮肤病理活检未见血管炎表现，排除感染性疾病（如结核、风湿热等）、肿瘤性疾病、结缔组织病、血管炎后，考虑单纯性皮肤结节性红斑，予NSAIDs治疗后患者皮疹消退，长期随访治疗有效。

病例 5　乏力 4 年余，发热 1 年余

患者张某，女性，38 岁，湖南桃江人，工人，2019 年 6 月就诊于中山三院风湿免疫科。

一、主诉

乏力 4 年余，发热 1 年余。

二、现病史及相关病史

患者于 4 年余前无明显诱因出现乏力，伴有行走困难，曾在外院诊治（具体情况不详），未见明显好转。1 年余前无明显诱因出现发热（未量体温），伴全身多关节疼痛、颈部肿痛，偶有腹胀、腹痛，偶有里急后重，自诉有盗汗，伴四肢麻木。曾先后在广东省某院、广州某大学第一附属医院住院诊治，考虑诊断为"关节痛查因：①怀疑类风湿关节炎。②SLE。③脊柱关节病未分化。④全身性骨关节炎。⑤颈动脉硬化。⑥结节性甲状腺肿。⑦焦虑状态。予依托考昔片、钙片、柳氮磺吡啶等药物治疗，疗效不佳。为进一步诊治而来中山三院就诊，门诊拟"发热待查"收住我科。起病以来患者精神、睡眠、食欲欠佳，自诉有低热，伴颈部紧缩感，咽痛，胸前不适，时有心慌、胸闷，有肢体麻木感，以手心、足底为主，偶有皮下瘀点、瘀斑，偶有皮疹，尿急，无口干、眼干，无口腔溃疡、头痛、头晕，自诉大便偶有里急后重，偶有血尿，近期体重变化不详。

既往史、个人史无特殊。

婚育及月经情况：未婚未育。月经初潮 15 岁，经量适中，周期不规律，无明显痛经，白带无异常。未避孕。否认家族中有类似病患者。否认遗传病、传染病、肿瘤、冠心病、高血压病及糖尿病病史。否认两系三代家族性遗传病史。

病史采集的重点和临床启示

患者为中年女性，慢性病程，乏力 4 年余，发热 1 年余。根据 2017 年

《中国发热待查诊治专家共识》，患者发热持续时间超过 3 周，经过了至少 1 周的住院系统全面检查仍不能确诊，符合发热待查（FUO）的定义。根据共识建议患者属于经典型发热待查，主要原因是感染、癌症、自身炎症疾病或自身免疫疾病以及其他原因。

该患者为中年女性，不除外感染可能，应进一步询问患者的未用药时的热型、伴随症状（各个器官系统感染的症状，如鼻塞、流体、咳嗽、咳痰、腹痛、腹泻、恶心、呕吐、黄疸、尿频、尿急、尿痛，头痛、乏力、盗汗、体重下降等），外院抗生素、抗病毒、真菌药物等的使用情况及反应。自身免疫性疾病或自身炎症性疾病方面要追问患者有无泡沫尿、血尿、反复口腔溃疡、外阴溃疡、光过敏、口干、眼干、雷诺现象以及皮肤除发热时皮疹外的改变、肢体无力，耳鼻咽喉部位有无疼痛。肿瘤方面需要询问有无发现颈部或其余部位的肿大等。其他原因方面需要询问患者有无疫区活动史、传染病接触史、动物昆虫叮咬史、养猫狗羊等动物接触史、食物毒物摄入史、冶游史。

三、体格检查

体温 38.7 ℃，血压 110/72 mmHg，呼吸 13 次/分。生命体征平稳，精神欠佳。全身皮肤未见明显皮疹、瘀点。颈部可触及多个淋巴结，大约花生粒大小，可活动，无明显压痛；甲状腺未触及肿大。左侧膝关节轻压痛，余关节无肿胀、压痛。心肺腹查体未见明显阳性体征。双下肢无凹陷性水肿。

体格检查的重点和临床启示

体格检查主要围绕发热待查的 3 个方面展开。感染方面：患者有无皮肤、呼吸系统、消化系统、泌尿系统、神经系统等感染的表现；自身免疫性疾病方面：有无蝶形红斑、盘状红斑、龋齿，有无口腔溃疡、外阴溃疡，有无肌无力、肌肉压痛、雷诺现象，全身各关节有无肿胀、压痛、皮温升高，全身皮肤有无皮疹、皮肤增厚变硬，鼻梁、耳郭有无肿胀、压痛等。肿瘤方面：有无胸骨压痛，全身浅表淋巴结有无肿大。

患者的主要阳性体征为颈部多发淋巴结肿大，应注意慢性感染、血液系统疾病及自身免疫性疾病可能。

四、辅助检查

初步检查结果：

血常规：白细胞 $3.98 \times 10^9/L$，中性粒细胞总数 $2.53 \times 10^9/L$。尿常规：尿白细胞酯酶（3+），白细胞数 33.8 HPF，白细胞计数 188 个/μL。肝肾功能、凝血四项、感染八项、CRP、红细胞沉降率均未见异常。心脏彩超示：心脏未见异常。乳腺彩超示：双侧乳腺增生。肝胆、双肾、颈动脉彩超均未见异常。

进一步检查结果：

RF、RA 四项、APS 三项、ANA + ANCA 四项 + ENA 抗体谱十四项均阴性，PCT、真菌 D、CMVDNA、EBVDNA 未见异常。T-SPOT 未见异常。颈部彩超示：甲状腺不大，甲状腺右侧叶内低回声结节，考虑甲状腺良性结节可能性大；左侧颈部见多个肿大淋巴结，较大范围约 14×8mm（V 区），边界清楚，内部回声欠均匀；右侧颈部未见明显肿大淋巴结。胃镜示：慢性浅表性胃窦炎（轻度）。尿培养未见细菌生长，尿真菌培养未见真菌生长。阴道炎联检（二项）：阴道清洁度 I 度，过氧化氢（±），余均正常。淋巴结病检示：（左颈淋巴结）送检淋巴结，结果尚保存，部分区域见不规则淡染区，其内可见较多核碎屑，组织细胞及免疫母细胞增生，其余区域皮髓质分布尚清。T、B 淋巴细胞分布正常，结合免疫组化结果，考虑为组织细胞坏死性淋巴结炎（Kikuchi 病）。免疫组化结果：CD3（皮质副区+），CD45RO（皮质副区+），CD20（淋巴滤泡+），CD79a（淋巴滤泡+），CD21（FDC 网+），CD23（FDC 网+），Ki-67（约 60%+），Bcl-2（GC-，NGC+），CD163（+），CD15（少量散在+），MPO（散在+）。

辅助检查的重点和临床启示

辅助检查方面，根据发热待查共识推荐，需初步完善三大常规，胸片、胸部 CT 等影像学检查，炎症指标（CRP、PCT、CRP），血清抗体检查（支原体、衣原体、EB 病毒、巨细胞病毒等），流感抗体，T 细胞亚群分析，血、尿、痰培养和药敏试验，免疫学检查（抗核抗体、抗 ENA 抗体谱、风湿三项、自免五项、RF 检测等），腰穿、骨穿等。病原体相关检查：结核相关的检查包括结核抗体试验、PPD、γ 干扰素释放试验，痰涂片找结核杆菌，肥达 + 外斐氏试验，登革热抗体检测，G 试验和 GM 试验。患者病原学检测未见阳性发现，结缔组织病相关自身抗体阴性，暂不考虑感染、自身免疫性疾病所致发热。患者淋巴结活检提示组织细胞坏死性淋巴结炎。

五、诊断

组织细胞坏死性淋巴结炎（Kikuchi 病）。

六、治疗方案及转归

请血液内科会诊后，予泼尼松 30 mg，qd 治疗。患者体温降至正常，颈部淋巴结缩小，后续患者血液科门诊随诊。

诊治小结和思考

组织细胞增生性坏死性淋巴结炎（histiocytic necrotic lymphadenitis，HNL）又称坏死性淋巴结炎、病毒性淋巴结炎及亚急性坏死性淋巴结炎。最早由日本的 Kikuchi 和 Fujimoto 提出，故又名菊池病或 Kikuchi – Fujimoto 病，是一种非肿瘤性淋巴结增大性疾病，属淋巴结反应性增生病变。

本病多见于日本、中国等东方国家，西方国家甚为少见。主要好发于青壮年，女性略多于男性。临床上呈亚急性，主要症状为持续高热、淋巴结肿大伴白细胞不升高或轻度下降，抗生素治疗无效，发病前常有病毒感染，多数情况下为一种温和的自限性疾病。菊池病的发病机制尚不明确，但其临床表现、病程和组织学改变提示该病涉及 T 淋巴细胞和组织细胞对感染因子的免疫应答。菊池病最常见的临床表现是既往体健的年轻女性出现发热和颈部淋巴结肿大。30% ～ 50% 的患者以发热为主要症状，通常为低热并持续约 1 周，偶可持续长达 1 个月。一项纳入 86 例菊池病患儿的研究显示，发热的中位持续时间为 9 日，但在有高热（≥39.0 ℃）、白细胞减少和较大淋巴结的患儿中持续时间更长。一篇回顾性综述中，244 例组织细胞坏死性淋巴结炎患者最常见的症状和体征为淋巴结肿大（100%），发热（35%），皮疹（10%），关节炎（7%），乏力（7%），肝脾肿大（3%），偶尔会出现其他症状和体征，包括强直、肌痛、关节痛、胸痛和腹痛。也有报道显示患者可出现盗汗、恶心、呕吐、腹泻和体重减轻。确诊主要通过淋巴结活检。虽然该病呈自限性，但为了排除需要积极治疗的更严重疾病，如淋巴瘤，应进行活检。若内科医生和病理科医生不熟悉菊池病，患者可能会被误诊为淋巴瘤并接受细胞毒性药物治疗。结核性淋巴结炎、性病性淋巴肉芽肿和川崎病，也可能与菊池病相混淆。菊池病尚无确切有效的治疗方案，症状和体征通常在 1 ～ 4 个月内消退。有严重或持续症状的患者经糖皮质激素或大剂量糖皮质激素联合静注用人免疫球蛋白治疗后，获益明显。多篇报道显示，单用羟氯喹或与糖皮质激素联用成功治疗复发性菊池病。有一例类固醇类药物治疗无效的患者用 IL - 1 抑制剂阿那白滞素取得较好疗效。

病例6 反复左侧肢体乏力3个月，发热1周

患者林某，女性，39岁，广东省惠州市人，家庭主妇。就诊于中山三院神经内科，由神经内科、风湿免疫科共同诊治。

一、主诉

左侧肢体反复乏力3个月，发热1周。

二、现病史及相关病史

患者1年余前无明显诱因出现心悸，活动后气促，伴夜间阵发性呼吸困难，于2018年4月10日收入中山三院治疗，诊断为"系统性红斑狼疮、抗磷脂综合征、狼疮性肾炎、自身免疫性肝炎"，治疗好转后出院。患者未规律复诊。3个月前患者起床时感左侧肢体乏力、麻木，于当地医院神经内科就诊，查头颅CT示：缺血梗死灶。予抗血小板、降压等治疗症状好转后出院。1周前，患者出现发热，体温最高时达40℃，伴畏寒、寒战，次日出现左侧肢体乏力、麻木，查头颅CT示：①右侧侧脑室前角旁、基底节区新发缺血梗塞灶；②右侧上颌窦炎症。

既往有高血压病史、有输血史、2次剖宫产史。

病史采集的重点和临床启示

从症状上看，患者目前主要症状表现在神经系统，涉及感觉异常、运动异常。病史的询问应围绕神经系统展开。患者近一周出现发热，体温最高40℃，伴畏寒、寒战，还需要注意发热的鉴别诊断。

（1）神经系统症状的进一步询问。麻木、乏力的诱因，发病情况，症状特点，各种临床表现随时间演变的过程、受影响的程度，相应的治疗和治疗后病情的变化等方面进行展开询问。询问有无其他感觉、运动异常，有无深感觉异常、肌张力异常、运动协调性异常等相关症状。还应了解有无外周多发性单神经炎及其继发的运动障碍、感觉异常，如足下垂、麻木、浅感觉减退等。有无颅神经受累表现，或者脑出血、脑梗死早期症状或后遗症表现。

（2）询问患者发热的情况。热型、发热的伴随症状，有无呼吸系统、泌尿系统、消化系统、皮肤软组织、神经系统等感染的证据。

（3）询问患者系统性红斑狼疮的起病、诊疗过程及对药物的反应等。

经病史采集和初步分析，患者再次出现左侧肢体乏力、麻木，经CT检查提示右侧侧脑室前角旁、基底节区新发缺血梗塞灶。患者既往无高血压、糖尿病、高脂血症。考虑狼疮性血管炎或抗磷脂综合征血管栓死可能性大；不除外患者抵抗力低下，合并颅内感染菌栓的可能。

三、体格检查

血压165/94 mmHg。意识清楚，对答切题。全身未见皮疹，全身各关节无肿胀、压痛。心、肺、腹查体无特殊。双下肢无水肿。左侧肢体麻木，左侧上肢肌力3级，左侧下肢肌力4级。生理反射正常，病理反射未引出。

体格检查的重点和临床启示

本例体格检查应重点注意：

（1）生命体征及一般项目：尤其注意体温监测、血压监测，神志、步态等。

（2）皮肤黏膜。注意皮疹、皮下结节、出血性皮疹（可为瘀点、紫癜或瘀斑）、下肢有无水肿等。

（3）头颅五官。尤其注意有无视力异常、视野异常、鼻咽部黏膜病变等。

（4）心肺体检。有无肺部感染、胸腔积液、心包积液、感染性心内膜炎体征。

（5）神经系统。有无痛觉、温觉、感觉、深感觉异常，有无肌力、肌张力、运动协调性异常，有无颅神经受累体征，有无脑出血、脑梗死早期症状或后遗症表现。

本例体格检查进一步判断患者左侧肢体偏瘫，与CT缺血梗死灶定位一致。患者伴有发热、畏寒、寒战，心肺腹未见明显感染定位灶，考虑系统性红斑狼疮病情活动或感染所致发热。

四、辅助检查

初步检查结果：

入院后完善相关检查。血常规：白细胞总数 $7.60 \times 10^9/L$，血小板 $181 \times$

10^9/L，血红蛋白浓度 76 g/L。尿常规：潜血（2＋），尿蛋白（2＋）。大便常规：粪血红蛋白试验阴性。心肌酶谱：乳酸脱氢酶 263 U/L。体液免疫：补体 C3 1.210 g/L，补体 C4 0.210 g/L，C 反应蛋白 71.1 mg/L。红细胞沉降率 104 mm/h。结核杆菌抗体阳性。肿瘤三项：铁蛋白 545.04 ng/mL。凝血四项：活化部分凝血活酶时间 74.2 s。抗磷脂抗体综合征三项：抗 β2 - 糖蛋白 1 抗体 55 U/mL，狼疮抗凝物质 3 U/mL，狼疮抗凝物质 4 U/mL。24 小时尿蛋白定量 1.064 g/24 h。抗心磷脂抗体三项：抗心磷脂抗体 IgA 18.6 cu，抗心磷脂抗体 IgG 408.6 cu，抗心磷脂抗体 IgM 425.4 cu。血生化：谷丙转氨酶 69 U/L，谷草转氨酶 61 U/L，尿酸 576 μmol/L，肌酐 217 μmol/L，白蛋白 28.2 g/L，血清前白蛋白 187 mg/L。甘油三酯 2.3 mmol/L。自身抗体检查：抗核抗体阳性 1：80 核仁＋胞浆型，抗 dsDNA 阴性。降钙素原检测 10.05 ng/mL。尿蛋白/尿肌酐 1329 mg/g。C 反应蛋白 21.8 mg/L。pro - BNP 869.4 pg/mL。

常规心电图：①窦性心律；②左心室肥大；③ST - T 改变。心脏彩超：左室壁增厚，超声造影考虑左室局部心肌致密化不全。左室壁节段性运动异常。主动脉瓣反流（轻度）。左室收缩功能正常。左室舒张功能减退。腹部 B 超：胆总管上段至肝内胆管移行处结石并肝内胆管扩张，结石大小及胆管扩张程度较轻，胆总管中下段无扩张。慢性胆囊炎声像，胆囊多发结石；余未见明显异常。头颅 MR 平扫＋MRA：①右侧半卵圆中心、基底节区、左侧顶叶多发缺血梗死灶，部分软化；双侧额顶叶、放射冠变性灶。②头颅 MRA 示：双侧大脑中动脉 M1 段狭窄；余脑动脉轮廓稍毛糙，未除外继发性血管炎改变。胸部 CT：①胸部 CT 平扫未见异常。②肝内胆管扩张。

进一步检查结果：

上、中腹部 MR 平扫＋增强＋MRCP＋MRA＋MRV：①肝右叶肝内胆管、肝总管、胆总管上段多发结石，并肝内胆管中度扩张、炎症。②慢性胆囊炎。③双肾多发小囊肿。④腰 1 椎体水平腹主动脉狭窄，腹腔干显示欠清，肠系膜上动脉起始部、双肾动脉起始部狭窄。

辅助检查的重点和临床启示

患者入院后完善血常规、生化、尿常规、系统性红斑狼疮及抗磷脂综合征疾病活动度相关检查，发现尿蛋白阳性、血肌酐升高，但患者病程较长，尿蛋白阳性、血肌酐升高暂时无法判断是急性病情活动或慢性肾炎所致。结合患者目前补体正常、dsDNA 阴性，考虑患者目前系统性红斑狼疮病情相对较稳定。但患者抗心磷脂抗体 IgG、IgM 明显升高，提示抗磷脂综合征控制不佳，考虑头颅梗死灶由抗磷脂综合征所致可能性大。患者颅内双侧大脑中动脉 M1 段狭窄、脑动脉轮廓毛糙，腹主动脉狭窄。肠系膜上动脉起始部、双肾动脉起始部狭窄，考虑血管炎症广泛存在。PCT 明显升高，提示细菌感染可能性大，需进一步完善血培养。

五、诊断

（1）系统性红斑狼疮。
1）抗磷脂综合征。
2）狼疮性肾炎。
3）肾功能不全。
4）神经精神狼疮。
5）肠系膜血管炎。
（2）怀疑败血症。

六、治疗方案及转归

入院后，先后予美平 1 g ivdrip q12 h、美卓乐 20 mg qd、硫酸羟氯喹片 0.2 g bid、抗凝、抗血小板聚集、康复治疗。2 天后患者体温降至正常。复查患者 PCT 下降，肾功能恢复正常。考虑患者感染已控制。加大激素用量至 40 mg qd 静脉滴注治疗，以更好地控制血管炎症。出院时加用吗替麦考酚 0.5 g bid 治疗。对患者进行出院教育，嘱患者规律复诊，遵医嘱服药。患者目前门诊随诊 3 年，病情稳定，门诊复查腹部及头颅 MRA 血管无进一步狭窄。

诊治小结和思考

患者为中年女性，慢性病程急性加重，之前患系统性红斑狼疮、抗磷脂综合征，未规律就诊。近 3 个月反复出现右侧大脑缺血梗死灶，4 天前出现发热。经查体及初步检查，结合 SLEDAI 评分，如患者尿蛋白为近期出现，则 SLEDAI 评分 12 分；如为慢性，则 SLEDAI 评分 8 分，为轻中度系统性红斑狼疮活动。经抗感染治疗，患者体温降至正常，PCT 明显下降，证实患者确实合并了细菌感染。经过抗感染治疗后，患者肌酐迅速降至正常水平，尿蛋白减少，考虑系统性红斑狼疮轻度活动，以抗磷脂抗体综合征、脑梗死表现为主。腹部 MR 见大动脉狭窄，结合患者自身抗体检查结果，考虑抗磷脂抗体综合征、系统性红斑狼疮相关血管炎可能性大。在控制感染基础上加大激素用量，加用免疫抑制剂控制血管炎及抗磷脂抗体综合征，患者症状控制良好。

　　系统性红斑狼疮作为一种慢性疾病，需要经过长期规范治疗。该案例1年余前已于中山三院明确诊断为系统性红斑狼疮伴抗磷脂综合征，当时已伴有心脏受累，嘱患者规律治疗。但患者未遵医嘱，症状改善后自行停药。1年多的时间，已出现了腹主动脉、肠系膜上动脉、肾动脉及颅内动脉的狭窄，病情进展迅速，累及重要的脏器、血管，对患者未来的生活质量势必造成影响。借此案例，再次为风湿免疫科专科医生敲响警钟，对患者及其家属的教育非常重要，只有医生和患者共同努力，才能更好地控制系统性红斑狼疮。

病例7 双下肢皮疹、肿胀、肌痛半年

患者赵某，男性，41岁，甘肃人，金融从业人员。2019年9月就诊于中山三院风湿免疫科。

一、主诉

双下肢皮疹、肿胀、肌痛半年。

二、现病史及相关病史

患者于半年前无明显诱因出现双下肢膝关节以下皮疹，为红色斑片状，未突出皮面，伴瘙痒、搔抓，皮温稍高。膝关节以下肿胀、肌痛，活动时明显，反复低热（具体不详）。无关节肿痛，无畏寒、寒战，无乏力、胸闷、气促，无咳嗽、咳痰。至A医院皮肤科就诊，诊断为"过敏性皮炎"，予左西替利嗪1片 qd 等治疗后好转。约1周后，上述皮疹再发，右小腿外侧足底红肿伴大水疱。血常规示：嗜酸性粒细胞绝对值 1.44×10^9/L，予地塞米松 10 mg qd 治疗4天后，右小腿水疱、红肿消退，复查血常规嗜酸性粒细胞绝对值下降至正常，改为甲泼尼龙 16 mg bid，好转后自行停药。4个月前上述皮疹再发，左下肢为主，血常规示嗜酸性粒细胞绝对值 1.68×10^9/L，予醋酸泼尼松片 10 mg tid 治疗，皮疹消退，逐渐减量至 10 mg qd 治疗。患者开始出现左足内侧麻木，未重视，间歇发作。3个月前，血常规示嗜酸性粒细胞绝对值 1.43×10^9/L，行左小腿皮肤活检，病理示：表皮呈网篮状角化，真皮层附属器周围可见多灶性嗜酸性粒细胞浸润，诊断为 wells 综合征，予甲泼尼龙片 8 mg qd 治疗后减量至 4 mg qd 治疗。1个月前患者再次出现双下肢皮疹，性质同前，伴左下肢麻木、袜套感，至当地神经内科就诊，肌电图示双下肢周围神经运动感觉传导功能正常或稍差（左侧腓浅神经较右侧差，SNAP 波幅降低），予甲钴胺等治疗，略有好转。1个月前于外院住院治疗，查嗜酸性粒细胞绝对值 4.53×10^9/L，嗜酸性粒细胞比值 30.4%，免疫球蛋白 E 2103 IU/mL。骨髓细胞形态学检查示：骨髓增生活跃粒红巨三系增生，嗜酸性粒细胞比例增高，可见个别异淋样细胞，诊断为"嗜酸性肉芽肿性多血管炎"，予甲泼尼龙片 16 mg qd 等治疗，

皮疹、下肢麻木好转，但患者出现发热，下午多见，体温最高为 38.2 ℃，无乏力、盗汗、体重下降，调整糖皮质激素醋酸泼尼松龙至 50 mg qd，加用环磷酰胺片治疗，患者热退。患者为求进一步治疗至中山三院就诊，门诊拟"嗜酸性肉芽肿性多血管炎"收入我科。起病以来，患者无口腔溃疡、反酸、嗳气、腹痛、腹泻等不适；精神、睡眠、饮食尚可，大小便正常，体重无明显改变。

既往有过敏性鼻炎、变异性哮喘病史。

病史采集的重点和临床启示

初始评估时，应评估是否存在可归因于嗜酸性粒细胞增多的临床表现，并努力确定潜在原因。病史应引出可能反映嗜酸性粒细胞累及器官的症状，应全面检查各个系统，因为嗜酸性粒细胞累及器官的表现多种多样。在病史中应设法寻找可能导致嗜酸性粒细胞增多的情况，包括哮喘、特应症、风湿病、感染、恶性肿瘤、潜在暴露（如药物、饮食、感染）及家族史。应确定症状近期是否有变化，这可能代表疾病进展或新发病症。

应询问患者有无以下症状：

（1）全身：发热、盗汗、非故意的体重减轻、乏力。

（2）皮肤：湿疹、瘙痒、荨麻疹、血管性水肿、皮疹、溃疡。

（3）心脏：呼吸困难、胸痛、心悸、心力衰竭。

（4）呼吸系统：鼻/鼻窦形态、哮鸣、咳嗽、胸闷。

（5）消化系统：体重减轻、腹痛、吞咽困难、恶心、呕吐、腹泻、食物不耐受、大便改变。

（6）神经系统：短暂性脑缺血发作、脑血管意外、行为改变、意识模糊、平衡问题、记忆丧失、视力改变、麻木、无力、疼痛。

（7）其他：包括由淋巴结肿大或肝脾肿大引起的症状（新发胸腹部不适、早饱）、眼部表现、泌尿生殖系症状、肌痛、关节痛和全身性过敏反应。

病史采集的方面还需要包括：

第一，药物：因为嗜酸性粒细胞增多可由任何处方药或非处方药、草药和膳食补充剂引起，故应详细回顾当前和既往用药情况。

第二，饮食：采集饮食史时，应了解是否摄入了生的或未煮熟的鱼类、贝类、肉类和蔬菜，这些是部分寄生虫（如旋毛虫、弓蛔虫、并殖吸虫）感染的潜在来源，还应了解有无食物过敏和自我设定的饮食限制。

第三，其他暴露包括感染性暴露，例如：矿工中的类圆线虫感染；屠宰场工人中的蛔虫病；娱乐活动，例如在血吸虫病流行地区的河流划艇，在有感染风险的相关地区的旅居史等。

第四，家族史：在罕见的家族性血液系统综合征病例中可能提供有用信息。

经病史采集和初步分析，患者既往鼻炎、过敏性哮喘病史，皮疹、麻木均为嗜酸性粒细胞增多可能引起的临床表现，所以应围绕嗜酸性粒细胞增多的潜在病因进行进一步的挖掘。同时出现鼻和鼻窦症状、哮喘以及周围神经病变的嗜酸性粒细胞增多症的患者基本可诊断为嗜酸性肉芽肿性多血管炎。但仍要警惕肿瘤性疾病（如嗜酸性粒细胞增多综合征、淋巴瘤、实体瘤）的可能。

三、体格检查

体温 36.5 ℃，心率 65 次/分，呼吸 12 次/分，血压 113/77 mmHg。全身未见皮疹，全身浅表淋巴结未扪及，口腔黏膜未见溃疡，无龋齿，鼻窦无压痛，双肺未闻及哮鸣音。腹软，无压痛、反跳痛，肝脾肋下未及。双足背、足底、足内侧触觉减退，病理征未引出。四肢肌力、肌张力正常。双下肢无水肿。

体格检查的重点和临床启示

进行体格检查时，应寻找器官受累的证据和/或嗜酸性粒细胞增多的可能原因。检查应包括完整的皮肤检查和淋巴结肿大与肝脾肿大评估。相关查体包括皮疹、鼻/鼻窦异常表现、心脏和/或呼吸系统异常的迹象、淋巴结肿大/肝脾肿大和神经系统表现。

四、辅助检查

血常规：嗜酸性粒细胞绝对值 0.78×10^9/L，红细胞总数 3.57×10^{12}/L，血红蛋白浓度 118 g/L。生化：谷草转氨酶 12 U/L，碱性磷酸酶 37 U/L，总蛋白 54.3 g/L，白蛋白 32.2 g/L，球蛋白 22.1 g/L。Cr 72 mmol/L。术前筛查八项：乙肝病毒表面抗体 267.936 mIU/mL。寄生虫检查：肝吸虫 IgG 抗体（+），弓形虫 IgG 抗体（TOX - IgG）（-），肺吸虫抗体（-），包虫抗体（-）。大便肝吸虫计数、吸入物变应原筛查、食入物变应原筛查、肿瘤三项、真菌 1，3 - β - D - 葡聚糖检测、曲霉菌半乳甘露聚糖定量检测（GM）、呼吸道病原体九项、巨细胞病毒（CMV）DNA 测定、EB 细胞病毒（EBV）DNA 测定、IgG、IgM、IgA 正常。血清 IgE 正常。心肌酶谱、红细胞沉降率、降钙素原、尿常规、大便常规、大便肝吸虫计数、尿红细胞位相、血管炎两项（ACNA）、抗中性粒细胞胞浆抗体（ANCA）四项、抗核抗体测定（ANA）、ENA谱十四项、抗磷脂抗体综合征三项、T-SPOT.TB未见异常。腹部B超、心脏彩超未见明显异常。胸部CT：①双肺少许慢性炎症；②右肺中叶肺大疱。

会诊外院病理白片4张，中山三院HE染色2张（病理号19-42416）。会诊结果为中度黏膜慢性炎，间质较多嗜酸性粒细胞浸润；轻度慢性浅表性胃炎，间质少量嗜酸性粒细胞浸润。会诊外院病理玻片HE染色1张，白片10张（病理号：19-29028），中山三院HE染色1张，（左小腿）送检皮肤组织。结论为表面鳞状上皮未见明显增生，真皮层纤维组织增生、胶原化，皮肤附属器及小血管周围可见较多嗜酸性粒细胞、少量淋巴细胞及中性粒细胞浸润，个别血管内皮细胞肿胀；管壁内见炎细胞浸润，呈血管炎样改变，未见确切肉芽肿性炎，倾向嗜酸性粒细胞增多性蜂窝织炎早期改变，需结合临床其他检查综合考虑。会诊外院病理玻片HE染色2张，白片6张中山三院HE染色3张。结论为左鼻息肉符合炎性息肉，间质见多量嗜酸性粒细胞浸润，热点区约70%，平均约40%；右鼻息肉符合炎性息肉，间质见少量嗜酸性粒细胞浸润，热点区约30%，平均约10%；鼻窦肿物炎性息肉伴潴留囊肿形成，间质见稍多嗜酸性细胞浸润，热点区约60%，平均约20%。会诊外院病理白片10张，我科HE染色5张。横结肠黏膜活检组织镜下见：呈中度慢性炎改变，固有层内较多嗜酸性粒细胞浸润，未见确切肉芽肿结构。直肠息肉、炎性息肉，间质少许嗜酸性粒细胞散在分布。双小腿MRI平扫+增强未见明确异常。双腿MRI平扫+增强：①双大腿MRI平扫及增强扫描未见明确异常；②双侧膝关节腔少量积液。

辅助检查的重点和临床启示

初步检查时应着重注意：

（1）通过血常规、尿常规、生化全套、红细胞沉降率、CRP、炎症标记物等检查了解患者基本情况；嗜酸性粒细胞计数及血清IgE水平了解患者的嗜酸性粒细胞情况。

（2）通过尿液、胸部CT、胃肠镜、鼻咽镜、支气管镜、鼻咽部影像学检查、心脏B超或MRI、肌电图、神经系统影像学检查等了解嗜酸性粒细胞增多浸润的组织器官，必要时可积极取得病理组织明确有无嗜酸性粒细胞组织浸润。

（3）通过血涂片、骨髓穿刺了解嗜酸性粒细胞的形态，以及发现是否有其他血液系统异常。血涂片上的某些发现会增加潜在血液系统疾病或恶性疾病的可能性，但嗜酸性粒细胞形态异常不足以诊断血液系统疾病或排除其他原因。例如，未成熟的嗜酸性粒细胞（如原始细胞、其他未成熟形式、单核嗜酸性粒细胞）或发育异常的嗜酸性粒细胞可见于某些血液系统恶性肿瘤及骨髓造血细胞有无异常，获取有无血液系统肿瘤线索。

（4）抗中性粒细胞胞浆抗体。30%～60% 的嗜酸性肉芽肿性多血管炎患者 ANCA 阳性。70%～75% ANCA 阳性的 EGPA 患者都具有抗髓过氧化物酶的核周染色型抗体，称为髓过氧化物酶 - 抗中性粒细胞胞质抗体（myeloperox-idase antineutrophil cytoplasmic antibody，MPO - ANCA）或核周型 - 抗中性粒细胞胞质抗体（perinuclear antineutrophil cytoplasmic antibody，P - ANCA）。EGPA 患者少有蛋白酶 3（proteinase3，PR3）抗体。

该患者外院多次查嗜酸性粒细胞增多，超过白细胞总数 10%。肌电图示双下肢周围神经运动感觉传导功能正常或稍差（左侧腓浅神经较右侧差，SNAP 波幅降低）。多部位病理提示嗜酸性粒细胞浸润。皮肤病理提示血管周围较多嗜酸性粒细胞浸润，对糖皮质激素的反应好，使用糖皮质激素治疗后症状改善；嗜酸性粒细胞计数显著下降，提示患者嗜酸性肉芽肿性多血管炎可能性大。

五、诊断

依据 ACR 嗜酸性肉芽肿性多血管炎的诊断标准，患者有哮喘、白细胞分类计数中嗜酸性粒细胞占比大于 10%、单神经病（包括多发性）或多神经病、鼻旁窦异常；取含血管的活检组织发现血管外嗜酸性粒细胞聚集，诊断该病例为嗜酸性肉芽肿性多血管炎。

六、治疗方案及转归

对患者按五因素评分法进行疾病活动度评分，患者有消化道受累评分 1 分。按照指南推荐使用足量糖皮质激素类药物加注射用环磷酰胺静脉滴注治疗，患者激素减量过程中无新发皮疹，下肢麻木范围逐渐缩小。半年后，使用泼尼龙 8 mg qd + 甲氨蝶呤 10 mg qw 维持治疗，至今随访 2 年余，患者仅遗留左足背外侧少许范围麻木感。

诊治小结和思考

本例以皮疹、神经系统、过敏性症状为首发表现的 EGPA，最终得以确诊并有效治疗，其关键环节在于充分的鉴别诊断。该病重点需要与三类疾病鉴别：同时存在变应性呼吸道症状的疾病、外周血嗜酸性粒细胞升高的疾病、其他类型的系统性血管炎。

因该病常以鼻炎、哮喘为早期表现，同时肺内浸润阴影、肺组织嗜酸性粒细胞浸润等，常常是诊断的重要线索。但类似情况可发生于多种疾病，包括呼吸道变应性疾病（如支气管哮喘、职业性哮喘、花粉症等），也包括尘肺、外源性过敏性肺泡炎、结节病、肺泡蛋白沉积症、慢性嗜酸性粒细胞性肺炎等。此外，尚要排除大气道器质性梗阻的疾病，如中央性肺癌等。

该病绝大多数患者存在嗜酸性粒细胞增多情况。但许多疾病也存在嗜酸性粒细胞增多，且具有类似 EGPA 的临床表现，包括血液系统疾病，如慢性粒细胞白血病、淋巴瘤、多发性骨髓瘤等，必须仔细甄别。

在我国，嗜酸性粒细胞增多的病例尤应充分排除寄生虫感染。我国寄生虫病患者众多，常见外周血嗜酸性粒细胞增多；同时可存在发热、消瘦、贫血；寄生虫释放过敏性物质可引起哮喘症状。幼虫移行至皮下可形成类似 CSS 的皮下结节；移行至肺组织可表现为游走性浸润影。肠道寄生虫常有腹痛、大便潜血阳性等情况。有时由于警惕性不够、忽略流行病学调查、缺乏有效的病原学检查方法，更易误诊。

此外，过敏性疾病如接触性皮炎、食物和药物过敏、血清病、血管神经性水肿等，部分内分泌疾病如脑垂体前叶功能低下、肾上腺皮质功能减低症等，均可能与该病混淆。故该病的诊断和鉴别诊断是一个细致、全面的过程。作为风湿免疫科医生，应尽量避免先入为主的临床思维。

患者对抗炎、抑制变态反应、免疫抑制的治疗方案有效，患者体温迅速恢复正常，双下肢麻木、皮疹等症状逐渐缓解，鼻炎症状基本缓解，一般情况逐渐改善，总体效果满意。这进一步证实了医生对疾病性质的预判无误、诊断正确、治疗得当。

病例 8　反复关节肿痛 2 年，发热 7 个月

患者梁某，女性，50 岁。2020 年 3 月来我院就诊。

一、主诉

反复关节肿痛 2 年，发热 7 个月。

二、现病史及相关病史

患者 2 年前逢天气变凉或雨天时出现双膝关节肿痛，局部包块，予理疗后包块消退。未予重视及治疗，关节肿痛反复。7 个月前，无诱因出现发热，体温最高 39.7 ℃，多发于午后及夜间，伴畏寒、寒战，发热时伴有双踝关节、双膝关节、双手近端指间关节疼痛、肿胀、僵硬，自行饮水后 2 ～ 3 小时可退热至正常。无鼻塞流涕，无咽痛，无咳嗽、咳痰，无胸闷气促，无恶心呕吐，无腹痛、腹泻，无脱发，无面部红斑、皮疹，无口腔溃疡。

2019 年 3 月 21 日至外院感染科就诊，查降钙素原 0.79 ng/mL。肝功：谷丙转氨酶 59.8 U/L，谷草转氨酶 65.6 U/L。抗链球菌溶血素 0.36 IU/mL。类风湿因子 81.8 IU/mL。抗核抗体、抗核抗体谱未见异常。甲状腺鉴别三项：甲状腺球蛋白 2.57 ng/mL。抗心磷脂抗体 IgM（±），抗心磷脂抗体 IgG（-）。甲状腺静态显像：双侧甲状腺影像欠清，放射性分布欠均匀，摄 ^{99} mTc 能力减低，结合病史，考虑亚急性甲状腺炎可能。甲状腺彩超：甲状腺术后，残余甲状腺左叶结节，考虑结节性甲状腺肿可能，其他性质待排。双侧颈部未探及肿大淋巴结。诊断"亚急性甲状腺炎"，予抗炎、抗感染、抗病毒治疗，患者体温正常，出院后予泼尼松 20 mg 口服，每 2 周减 5 mg。

5 个月前，患者再次出现发热，伴轻度关节疼痛，当时服用泼尼松 5 mg qd，热峰同前，仍伴畏寒、寒战。至外院就诊，甲状腺素 162.59 nmol/L，游离甲状腺素 17.02 pmol/L，肝功：谷丙转氨酶 65 U/L，谷草转氨酶 66 U/L。球蛋白 35 g/L。抗核抗体、抗核抗体谱未见异常。心脏彩超：二尖瓣反流（轻度）。甲状腺彩超：甲状腺部分切除术后，余左叶结节性甲状腺肿，双侧颈部未见异常肿大淋巴结。胸部 CT：双上肺尖少许纤维增殖灶。全腹 CT：肝

左、右叶多发小囊肿，胆囊炎；左肾小结石；子宫右后壁稍低密度结节，未除外子宫肌瘤；胰腺、脾、右肾、双侧肾上腺、膀胱、双侧附件 CT 未见明显异常。骨髓涂片：骨髓增生活跃，中性分叶核粒细胞比例升高，可见网状吞噬细胞占 1%。血培养示黏质沙雷菌，对左克、头孢哌酮、美罗培南敏感，予左氧氟沙星 + 夫西地酸钠 + 美罗培南抗感染治疗。考虑仍存在亚急性甲状腺炎，加用地塞米松抗感染治疗。体温降至 37.8 ℃。出院后服用泼尼松 30 mg qd，体温降至正常，无明显关节痛发作。

2 个月前，再次出现发热，体温波动于 38.5 ～ 39 ℃，伴畏寒、寒战及双膝关节、双手掌指关节、近端指间关节、双腕关节肿痛。至内分泌科门诊就诊，予多西环素及中药口服，体温恢复正常。9 月 29 日再次出现发热，继续口服中药及静滴丙球治疗，仍反复发热。体温最高 40.1 ℃，伴头痛、关节痛。查 CRP 20.55 mg/L。予金桔散结胶囊、去热口服液治疗，患者全身出大汗，体温降至 35.5 ℃，予保暖治疗后体温升至 36.2 ℃。

患者近日仍反复高热，凌晨出现畏寒，三点钟左右体温逐渐上升至 39.5 ℃，自行饮水后体温下降。患者反复发热，病因未明，为进一步治疗来中山三院就诊，门诊收入我科。近日来患者精神、胃纳、睡眠一般，大小便如常，体重无明显减轻。

病史采集的重点和临床启示

患者为中年女性，慢性病程，反复关节肿痛 2 年，发热 7 个月。根据 2017 年中国《发热待查诊治专家共识》，患者发热持续时间超过 3 周，经过了至少 1 周的住院系统全面检查仍不能确诊，符合发热待查（FUO）的定义。根据共识建议患者属于经典型发热待查，主要原因是感染、癌症、自身炎症疾病或自身免疫疾病以及其他原因。感染一直是引起发热待查的最主要病因，细菌性感染占多数。

经病史采集和初步分析，患者感染、肿瘤、免疫性疾病均不能除外。

三、体格检查

体温 40.3 ℃，心率 123 次/分，血压 105/73 mmHg，呼吸 24 次/分。意识清楚，对答切题，安静面容。颈部见一约 3 cm 手术疤痕。咽部充血，全身浅表淋巴结未扪及。双侧瞳孔等大等圆，直径 3 mm，直接和间接对光反射存在。结膜无苍白，无充血、水肿。律齐，各瓣膜区未闻及病理性杂音。双肺呼吸音清，未闻及干湿性啰音。腹软，无压痛、反跳痛，肝脾未触及。双下肢肌力正常，活动无受限，双下肢无浮肿。全身各关节无肿胀、压痛。

体格检查的重点和临床启示

体格检查主要围绕发热待查的 3 个方面展开。感染方面：患者有无皮肤、呼吸系统、消化系统、泌尿系统、神经系统等感染的表现；自身免疫性疾病方面：有无蝶形红斑、盘状红斑、龋齿，有无口腔溃疡、外阴溃疡，有无肌无力、肌肉压痛、雷诺现象，全身各关节有无肿胀、压痛、皮温升高，全身皮肤有无皮疹、皮肤增厚变硬，鼻梁、耳郭有无肿胀、压痛等；肿瘤方面：有无胸骨压痛，有无全身浅表淋巴结肿大。

患者的阳性体征仅有发热，给诊断带来较大难度。

四、辅助检查

初步检查结果：

血常规：WBC 3.68 ×10⁹/L，RBC 4.36 ×10¹²/L，HGB 126.00 g/L，PLT 240 ×10⁹/L，NEUT# 2.16 ×10⁹/L，LYMPH# 0.99 ×10⁹/L。尿常规：白细胞总数 52.30 个/μL，比重 1.030，酵母样细胞 14.3/μL，上皮细胞 51.90/μL。心肌酶谱：AST 67 U/L，LDH 357 U/L，α–HBDH 282 U/L。甲功五项未见异常。肝功：AST 69 U/L，ALT 74 U/L，AFU 44 U/L。电解质：K 2.91 mmol/L，Cl 96.1 mmol/L。体液免疫：IgG 18.41 g/L，CH50 64 U/mL，CRP 29.8 mg/L。肾功能正常。IL–6 175.00 pg/mL，PCT 0.181 ng/mL。风湿三项：抗"O" 374 IU/mL，抗 DNA 酶 B 220 IU/mL。凝血四项：纤维蛋白原 5.20 g/L，D–二聚体 0.95 μg/mL。ESR 51 mm/h。术前八项：HBsAg 250 IU/mL。

进一步检查结果：

进一步检查的主要阳性发现：呼吸道病原体九项：肺炎支原体 IgM 弱阳性（±）。乙型肝炎 DNA 测定（内标法）1.35E+7 IU/mL。G 试验、GM 试验未见异常。肥达氏试验未见异常。外斐氏试验：变形杆菌 OX19 凝集价 1∶40 阳性，变形杆菌 OXk 凝集价 1∶40 阳性。结核感染 T-SPOT 未见异常。CMVD-NA、EBVDNA 阴性。多次血培养阴性。抗核抗体、ANCA 四项阴性。心脏彩超：未见明显心脏形态学改变。彩色多普勒检查未见明显异常血流；左室收缩功能正常；左室舒张功能减退。腹部彩超：肝脏实质回声增粗，肝无明显增大或缩小，肝内未见明显占位病变；胆囊未见明显异常；肝内外胆管未见扩张；因胃肠气体干扰，胰腺显示不清；脾脏未见明显异常；双肾超声检查未见明显异常；双侧输尿管未见明显扩张；膀胱未见明显异常。多发性子宫肌瘤，双侧附件区未见明显肿块回声。胸部CT：①双肺上叶少量间质性炎症；②右肺上叶GGO、双肺多发实性小结节：怀疑炎性结节或肿瘤，建议CT随访复查（3个月），以尤其注意右上肺GGO；③双肺下叶少许慢性炎症。两次尿培养：光滑念珠菌，对两性霉素、伏立康唑敏感，对伊曲康唑耐药。

辅助检查的重点和临床启示

辅助检查方面根据发热待查指南推荐，需初步完善三大常规，胸片、胸部CT等影像学检查，炎症指标（CRP、PCT、US－CRP），血清抗体检查（支原体、衣原体、EB病毒、巨细胞病毒等），流感抗体，T细胞亚群分析，血、尿、痰培养和药敏试验，免疫学检查（抗核抗体、抗ENA抗体谱、风湿三项、自免五项、RF检测等），腰穿、骨穿等。病原体相关检查：结核相关的检查包括结核抗体试验、PPD、γ干扰素释放试验、痰涂片找结核杆菌；肥达＋外斐氏试验；登革热抗体检测；G试验和GM试验。

患者检查除非特异性炎症指标明显升高外，还显示肺炎支原体IgM弱阳性，变形杆菌OX19凝集价1：40阳性，变形杆菌OXk凝集价1：40阳性，尿培养示光滑念珠菌。因患者曾外院多次予强有力抗感染治疗，且病程较长，细菌感染可能性较小；且支原体和变形杆菌滴度较低，考虑真菌感染可能性大。

五、诊断

光滑念珠菌尿路感染

六、治疗方案及转归

入院后予碱化尿液、伏立康唑0.2 bid抗感染治疗，患者热峰逐渐下降，一周后体温降至正常出院。患者后续服用伏立康唑2个月，无再发发热、关节痛。目前随访2年余，患者病情稳定。

诊治小结和思考

假丝酵母菌尿是住院患者中的常见表现。一项欧洲的观察性研究发现，从住院患者尿液里分离的最常见微生物中，假丝酵母菌排名第3。一项前瞻性多中心监测研究评估了861例有假丝酵母菌尿的住院患者，其中白色假丝酵母菌占52%，光滑假丝酵母菌占16%。研究发现真菌尿的危险因素：尿路引流装置（83%）、曾接受抗菌药物治疗（90%）、糖尿病（39%）、尿路病变

（38%）和恶性肿瘤（22%），仅 11% 的患者没有真菌尿的基础易感因素。假丝酵母菌尿的大多数患者没有症状，仅 5% 的假丝酵母菌尿患者发生了假丝酵母菌血症。酵母菌仅仅是发生了定植。然而，难以区分定植和膀胱感染。美国感染病学会于 2016 年发布了更新的假丝酵母菌病治疗指南，对于无症状的假丝酵母菌尿患者极少需要抗真菌治疗，除非患者有感染播散的风险。在既往的文献报到中伏立康唑、泊沙康唑或艾沙康唑用于治疗肾脏或膀胱假丝酵母菌感染的临床病例极少。该例患者并无尿频、尿急、尿痛症状，因此，我们按照尿培养的结果为光滑念珠菌尿路感染患者给予诊断性治疗，居然取得了良好的治疗效果。进一步提示我们不要错过临床上任何的蛛丝马迹。

病例 9　反复口腔溃疡 10 余年，反复腹痛 5 年余

患者陈某，女性，57 岁，广东省中山市人，个体经营者。于 2019 年 10 月就诊于中山三院风湿免疫科。

一、主诉

反复口腔溃疡 10 余年，反复腹痛 5 年余。

二、现病史及相关病史

患者诉 10 余年前无明显诱因反复出现痛性口腔溃疡，每年发作大于 3 次，无外阴溃疡，无视物模糊、畏光，予对症处理后可好转，但口腔溃疡仍有反复出现。5 年余前，患者无明显诱因出现下腹部阵发性疼痛，伴有黑便、血便，无腹泻、腹胀，无畏寒、发热、皮疹等不适，于某医院胃肠外科就诊，诊断为"消化道出血"。住院期间行手术治疗（具体术式不详），自诉切除肠管约 1.2 m，病理提示"肠道白塞病"（未见病理单），予以"抗炎（甲强龙）、护胃、止血、输注红细胞"等对症支持治疗后，患者腹痛较前缓解，但仍反复出现血便。随后至协和医院就诊，予抗炎、护胃、止血、免疫调节等治疗后，患者病情好转出院，并规律于我科门诊复诊，遵医嘱规律服用"激素（最多时为 11# qd。1 年余减至强的松 5 mg qd）、环磷酰胺 0.1 g bid 或 qd、沙利度胺片 25 mg qd"等药物，并于 2014 年开始规律应用"类克 200 mg ivdrip q8w"维持治疗至今，近 1 年遵医嘱减至每 6～8 周静脉输入一次类克 100 mg 治疗，期间患者口腔溃疡及腹痛消失，无血便、黑便。1 年前患者觉双侧脚趾末端麻痹感，伴发凉，麻痹感自足尖逐渐发展至足背及足底内侧，无雷诺现象，无关节疼痛，无活动受限。

1 个月余前于我科门诊就诊，肌电图提示右侧正中、右侧胫及双侧腓总神经周围性损害（感觉纤维受累），当时未予特殊治疗。20 余天前，患者受凉后出现发热，体温最高 41 ℃，伴有上腹部持续性隐痛，大便次数增多，2～3 次/天，为黄色成形便，无血便、黏液便。于外院查胃镜提示：慢性非萎缩性胃炎伴糜烂，胃窦为主。胶囊内镜：胃窦溃疡并血迹存留，小肠下段、回肠末

端多发黏膜糜烂，大肠多发黏膜糜烂。肠镜提示：白塞病，混合痔。病理：胃窦示黏膜慢性炎症伴腺体轻度不典型。回末示黏膜浅表溃疡。盲肠示黏膜浅表溃疡。予激素治疗（具体剂量不详）后患者体温下降，腹痛缓解，但症状反复。2 天前再次出现腹痛，性质同前。现为进一步诊治至中山三院就诊。起病以来，患者精神、睡眠、胃纳可，二便正常，体重下降约 8 kg。

病史采集的重点和临床启示

患者中年女性，主要症状为反复口腔黏膜溃疡及腹痛。围绕腹痛查因，我们必须详细询问疼痛特点包括部位、时间特征、严重程度、加重和缓解因素，以及伴随症状。必须确认患者是否反复发生类似疼痛，这有助于缩小鉴别诊断范围。

（1）疼痛部位和放射性：因为不同的疼痛综合征通常具有特定的发病部位，腹痛的部位有助于缩小鉴别诊断范围。例如，累及肝脏或胆道系统的疼痛通常位于右上腹，但也可放射至背部或上腹正中。肝脏只有在肝被膜"拉伸"时才会疼痛，因此右上腹疼痛大多是与胆道系统有关。疼痛的放射性也很重要：胰腺炎引起的疼痛通常放射至背部，而肾绞痛会放射至腹股沟。

（2）时间因素：疼痛的起病情况、频率和持续时间都是诊断线索。胰腺炎的疼痛可能会逐渐发生并在达到顶峰后保持不变，而穿孔和由此导致的腹膜炎会突然引起疼痛，且疼痛在刚发病时就达到最大程度。

（3）疼痛性质：应确定患者是存在烧灼痛/咬痛，还是绞痛；前两者是胃食管反流和消化性溃疡病的特征，而后者见于胃肠炎或肠梗阻。

（4）严重程度：疼痛的严重程度通常与疾病的严重程度相关，尤其是急性疾病，例如胆绞痛、肾绞痛或急性肠系膜缺血的疼痛都非常剧烈，而胃肠炎引起的疼痛不太明显。年龄和一般健康状况可能会影响患者的临床表现。皮质类固醇可能会大幅度掩盖疼痛，而老年患者的疼痛通常较轻。

（5）诱发因素或缓解因素：确定疼痛的诱发或缓解因素有助于缩小鉴别诊断范围。慢性肠系膜缺血引起的疼痛通常在进食后的 1 小时内起病，而十二指肠溃疡引起的疼痛可能会在进食后缓解并在进餐几小时后复发。胰腺炎引起的疼痛通常在患者坐起并将身体前倾后缓解。腹膜炎患者通常会保持仰卧姿势不动，因为任何动作都会引发疼痛。应询问疼痛是否与摄入含乳糖或麸质的食物有关，这可能有助于识别对此类成分过敏的患者。食源性疾病患者可能会在摄入特定的食物后发病。

（6）伴随症状：腹痛的伴随症状可能会提供重要信息。

（7）其他胃肠道症状：患者有无恶心、呕吐、腹泻、便秘、便血、黑便和大便性状改变（如粗细改变）、排便习惯改变。

（8）泌尿生殖系统症状：有排尿困难、尿频、血尿等症状的腹痛患者更可能是存在泌尿生殖系统疾病。

（9）全身症状：发热、寒战、乏力、体重减轻、厌食等症状提示感染、恶性肿瘤或全身性疾病，如炎症性肠病。

（10）心肺症状：咳嗽、呼吸急促、端坐呼吸、劳力性呼吸困难等症状提示肺部或心脏病因。直立性低血压可能提示休克早期，或与肾上腺皮质功能减退症有关。

（11）其他：糖尿病酮症酸中毒患者会出现多尿和口渴症状。怀疑炎症性肠病时，应询问患者有无肠外表现。

（12）其他病史：其他病史也有助于缩小鉴别诊断范围。女性患者应筛查有无性病，以及有无盆腔炎性疾病的危险因素（如新的性伴侣和多个性伴侣）；应询问绝经前女性月经史（末次月经、末次正常月经、前次月经、月经周期长度）和避孕情况；还应询问这些患者有无阴道分泌物异常或阴道出血、性交痛或痛经，这些症状提示盆腔病变。既往史，患者手术史或操作史。用药史，应详细询问患者的用药史，包括大剂量非甾体消炎药或激素使用史。饮酒史，患者的饮酒情况对肝病和胰腺炎风险的评估十分重要。家族史，应根据其他病史酌情询问家族史。例如，患者有提示炎症性肠病或癌症的病史时，应询问其家族史。旅行史，症状符合胃肠炎或结肠炎时，如恶心、呕吐和腹泻，询问旅行史对感染性病因的判断有重要意义。疾病接触史，出现胃肠炎症状前，患者通常接触过症状类似的胃肠炎患者；食源性疾病患者也有可能密切接触过有类似疾病的患者。

该例患者是慢性腹痛，反复发作，外院的胃肠镜结果提示胃肠黏膜多发糜烂、溃疡。患者有长期服用糖皮质激素及生物制剂病史，除需警惕白塞病引起外，还需警惕是否合并了炎症性肠病、糖皮质激素所致的胃肠黏膜损伤、抵抗力下降所致的感染（如结核杆菌、梅毒螺旋体等病原体感染）、长期使用糖皮质激素所致肾上腺功能减退等，都有可能出现腹痛。

三、体格检查

体温 36.5 ℃，心率 65 次/分，呼吸 12 次/分，血压 113/77 mmHg。腹平软，下腹正中见陈旧手术瘢痕，上腹部压痛，无反跳痛，未扪及包块，中下腹无压痛、反跳痛。肝脾无肿大。双足背、足底、足内侧触觉减退，病理征未引出。四肢肌力、肌张力正常，双下肢无水肿。

体格检查的重点和临床启示

患者以腹部的症状为主，所以查体主要围绕腹部展开。

（1）腹部检查包括视诊、听诊、叩诊和触诊。视诊：应注意患者的一般状况和舒适或不适程度。腹部视诊应观察患者在疼痛时采取的体位，腹膜炎患者通常纹丝不动，而胆绞痛或肾绞痛患者会痛苦地翻滚扭动。听诊：应听诊腹部肠鸣音。听诊在体格检查中有重要作用，尤其有助于发现肠蠕动消失。急性腹痛患者的肠鸣音异常高度提示小肠梗阻，肠鸣音亢进是早期肠梗阻的特征，而脾梗死患者的相应区域可能有摩擦音。叩诊：我们以轻柔的叩诊（而非触诊）开始检查。轻柔叩诊也会让腹膜炎患者产生疼痛。叩诊也用于识别腹水和肝肿大。鼓音提示肠管扩张，浊音可能提示肿块，移动性浊音是可靠且比较准确的腹水体征。触诊：触诊用于评估有无腹部压痛以及器官增大（如肝肿大或脾肿大）或肿块。

（2）注意白塞病的其他体征：口腔溃疡、生殖器溃疡、皮肤病变（如痤疮样皮损、丘疹－囊泡－脓疱疹、假性毛囊炎、结节、结节性红斑、血栓性浅静脉炎、坏疽性脓皮病型病变、多形红斑样病变和可触性紫癜等）、眼部病变（眼睛红肿、视力下降、畏光、流泪等）、神经系统损害（肢体麻木、脑梗、脑出血等表现）、关节肿痛、血管病变（四肢血压、脉搏、颈动脉搏动、血管有无杂音）、耳鸣、耳聋或听力损失、全身症状（如发热、体重下降、乏力等）。

（3）注意肠结核、炎症性肠病的体征：发热、体重下降、乏力，其他部位结核的相应表现，包括咳嗽、咳痰、咯血、淋巴结肿大等。

本例患者有上腹部压痛、下肢感觉减弱，消化系统和神经系统同时受累，应高度怀疑白塞病控制不佳所致病情活动。

四、辅助检查

入院后完善相关检查。血常规：WBC15.9 × 10^9/L，中性粒细胞百分比79.2%，Hb 92 g/L。尿常规、肝肾功能、C 反应蛋白、红细胞沉降率未见异常。大便常规潜血（+）。术前筛查：乙肝表面抗原阴性，梅毒、HIV 初筛阴性。EB 病毒 DNA 阴性。CMV 病毒 DNA 检测阴性。T-SPOT 阴性。抗核抗体阴性。ENA 系列阴性。ANCA 四项阴性。腹部 CT：肝脏未见异常密度灶，右肾小结石，左肾囊肿，左肾外下部血管平滑肌脂肪瘤，副脾。胸部 CT：左下肺少许条索影，主动脉硬化。针刺实验阳性。

辅助检查的重点和临床启示

初步检查时应注意：

（1）通过血常规、尿常规、生化全套、红细胞沉降率、C反应蛋白等检查了解患者基本情况。

（2）神经系统电生理检查，有助于明确患者有无神经系统受累。

（3）胃肠镜检查，必要时可行内镜下活检病理检查明确病变类型。

（4）血管检查：如B超、CT或MR检查了解有无血管受累征象。

（5）神经系统影像学检查可明确有无脑干病变、多灶性（弥漫性）病变（包括脑干、大脑或脊髓病变）、脊髓病变、大脑损害以及视神经病变。

经检查，患者肌电图提示多发神经损害。胃肠镜提示胃肠黏膜多发糜烂、溃疡。病理活检示胃窦黏膜慢性炎症伴腺体轻度不典型；回末黏膜浅表溃疡；盲肠黏膜浅表溃疡，进一步证实患者存在多器官、多系统受累，高度提示患者病情复发的可能。经加大激素剂量治疗后，患者腹痛较前改善，故由长期激素治疗所致胃肠黏膜损害的可能性不大，进一步提示白塞病活动可能。

五、诊断

白塞病。

六、治疗方案及转归

入院后，排除结核、肝炎及现症感染，加用足量英夫利昔单抗治疗后，患者腹痛频率逐渐减少，半年后复查胃肠镜示胃肠道黏膜未见溃疡。现随访2年余，患者长期予强的松5 mg及每3个月一次足量英夫利昔单抗治疗。患者无口腔溃疡、腹痛，下肢麻木范围无进一步扩大。

诊治小结和思考

本例以反复口腔溃疡、腹痛症状为特点的白塞病。此次腹痛复发提示多发胃肠道溃疡，伴多发性单神经炎，病理活检协助排除其他如病因炎症性肠病所致，最终取得良好的治疗效果。

白塞病的大多数临床表现都被认为是由血管炎所致，可累及循环系统中所有大小血管，无论动脉还是静脉。患者最常见的临床特征为痛性复发性皮肤黏膜溃疡，在不同的患者和人群中差异较大。并发症最高发生率分别来源于眼部病变（累及多达 2/3 的患者）、血管病变（累及多达 1/3 的患者）以及中枢神经系统病变（10%～20% 的患者）。皮肤和关节炎表现常见。患者最初表现通常为复发性口腔阿弗他溃疡，通常有疼痛感，强弱不一。生殖器溃疡是白塞病最特异性的病变，见于 75% 或以上的患者。眼部病变见于 25%～75% 的白塞病患者，葡萄膜炎是其中最常见的类型，通常为双侧受累、呈发作性，常累及全葡萄膜，常反复发作，影响患者视力。神经系统病变包括器质性病变和非器质性病变。器质性病变细分为脑干病变、多灶性（弥漫性）病变（包括脑干、大脑或脊髓病变）、脊髓病变、大脑损害［包括脑病、轻偏瘫、偏身感觉缺失、癫痫发作、吞咽困难和神志改变（如精神病性表现和认知功能障碍）］，以及视神经病变。非器质性病变包括脑静脉血栓形成、颅内压增高综合征（假性脑瘤）、急性脑膜综合征，以及罕见情况下由动脉血栓形成、动脉夹层或动脉瘤引起的脑卒中。其他部位血管病变会表现出相应血管供应部位受累的表现，如肾脏、心脏等。

　　目前尚无对 Behçet 综合征具有诊断意义的实验室检查方法，因此诊断基于临床表现。在没有其他系统性疾病的情况下，患者存在复发性口腔阿弗他溃疡（一年至少 3 次）且合并以下 2 个临床特征时，则诊断为 Behçet 综合征：复发性生殖器阿弗他溃疡（阿弗他溃疡或瘢痕形成）、眼部病变（包括前葡萄膜炎或后葡萄膜炎、裂隙灯检查发现玻璃体内细胞，或眼科医生观察到视网膜血管炎）、皮肤病变（包括与 Behçet 综合征相符的结节性红斑、假性毛囊炎、丘脓疱疹或痤疮样结节）、病态反应性试验阳性。2006 年制定了白塞病国际标准，该标准要求总分至少达到 3 分才可诊断为 Behçet 综合征：生殖器阿弗他溃疡加 2 分，眼部病变（前葡萄膜炎、后葡萄膜炎或视网膜血管炎）加 2 分，口腔阿弗他溃疡加 2 分，皮肤病变（假性毛囊炎或结节性红斑）加 1 分，血管病变（浅静脉炎、深静脉血栓形成、大静脉血栓形成、动脉血栓形成或动脉瘤）加 1 分，神经系统表现加 1 分，病态反应性加 1 分。

　　该患者符合 2006 年白塞病评分标准 3 分，诊断白塞病可能性大。但患者治疗过程中出现新发胃肠溃疡，仍需警惕其他原因如结核、炎症性肠病可能。

病例 10 背部及双上肢痛 8 个月，
头痛、发热 2 个月余

患者沈某，男性，50 岁，广东广州人。于 2020 年 1 月就诊于中山三院风湿免疫科。

一、主诉

背部及双上肢痛 8 个月，头痛、发热 2 个月余。

二、现病史及相关病史

患者于 8 个月前无明显诱因出现背部、双上肢疼痛，无局部皮温升高，无关节活动受限，无发热、乏力，无头痛、头晕，疼痛难忍，影响睡眠，外院予"止痛针（具体不详）"治疗后，疼痛未缓解，逐渐出现无法站立、行走、尿频、小便困难。7 个月前外院全脊柱 MR 平扫＋增强示：颈 4 至胸 5 椎体水平椎管后方（髓外硬膜外）梭形信号异常的占位病变（伴相邻的脊髓较为明显受压变窄，并颈 4 ～ 7 椎体水平脊髓局部变性），性质待定，考虑淋巴瘤的可能性大。行 C5 - T3 椎管内肿瘤部分切除＋去椎板减压术。术后（C4 - T3 椎管内髓外占位病变）病理玻片示考虑纤维组织增生性改变。术后予抗炎、脱水、激素、营养神经等治疗，背痛、肢痛好转。6 个月前无明显诱因出现饮水呛咳、无法吞咽食物，伴耳后疼痛加重，自觉听力下降；伴头晕，偶有视物旋转、双眼发胀，胸口堵塞感，夜间尤甚，持续到第二天中午 12 点后减轻。食欲下降，小便频，半小时至 1 小时/次。为进一步治疗来中山三院就诊。起病以来，患者无性格、行为异常，无反复口腔溃疡，无光过敏，无关节肿痛，近期体重无明显变化。

病史采集的重点和临床启示

患者中年男性，慢性病程。主要表现为椎管内占位病变、听力下降、头晕伴天旋地转前庭功能受损表现、眼部受累、吞咽受累的多器官、多系统受累，考虑存在自身免疫性疾病或血管炎性疾病可能性大。在病史采集方面，还需注意以下方面：

（1）全身表现：如有无发热、乏力、食欲减退、体重下降、关节痛、肌痛等。

（2）皮肤、黏膜：有无口腔溃疡、皮疹、紫癜、网状青斑、皮肤坏死、溃疡和坏疽、多发指端溃疡、雷诺现象。

（3）头颅五官：有无结膜炎、眼睑炎、角膜炎、巩膜炎、虹膜炎、出血、血管炎表现和血栓形成、复视、视力下降；有无中耳炎、听力下降，有无耳郭红、肿、热、痛；有无鼻塞、脓血涕、脓血鼻痂、嗅觉减退或丧失，有无鞍鼻；有无声嘶、喘鸣、呼吸困难。

（4）呼吸系统：有无咳嗽、咳痰、喘鸣、咯血、呼吸困难。

（5）神经系统：有无周围神经受累表现如手足发麻、垂腕、垂足、感觉异常。有无中枢神经系统受累，可表现为意识模糊、抽搐、脑卒中与脑脊髓炎等。

（6）肾脏：有无血尿、蛋白尿、水肿、高血压等。

（7）心脏：有无心包炎、心包积液、心肌病变、心脏瓣膜关闭不全表现。

（8）腹部：有无腹痛、腹泻、便血、肠穿孔、肠梗阻和腹膜炎表现。

经病史采集及初步分析，考虑患者血管炎或恶性肿瘤所致副肿瘤综合征可能性大。

三、体格检查

生命体征正常，精神倦怠。皮肤黏膜未见溃疡、皮疹。全身各关节无肿胀、压痛。心肺腹未见明显异常。四肢肌力、肌张力未见异常。病理征未引出。

体格检查的重点和临床启示

（1）生命体征及一般项目。尤其注意体温监测、血压监测，神志、步态等。

（2）皮肤黏膜。注意皮疹、皮下结节、出血性皮疹（可为瘀点、紫癜或瘀斑）、黏膜溃疡、雷诺现象等。

（3）头颅五官。尤其注意有无视力异常、视野异常、鼻咽部黏膜病变、耳郭及听力改变等。

（4）心肺体检。有无肺实变体征、心包积液体征等。

（5）神经系统。有无痛觉、温觉、感觉、深感觉异常，有无肌力、肌张力、运动协调性异常，有无颅神经受累体征，有无脑出血、脑梗死早期症状或后遗症表现。

本例体格检查未见明显阳性体征，提示病情隐匿。

四、辅助检查

初步检查：

血常规：白细胞总数 $12.38 \times 10^9/L$，中性粒细胞绝对值 $10.22 \times 10^9/L$，嗜酸性粒细胞绝对值 $0.3 \times 10^9/L$，淋巴细胞绝对值 $1.390 \times 10^9/L$。心肌酶谱：乳酸脱氢酶 355 U/L，磷酸肌酸激酶 21 U/L，α - 羟丁酸脱氢酶 297 U/L。生化：谷草转氨酶 10 U/L，谷草/谷丙转氨酶比值 0.4，谷氨酰转肽酶 107 U/L，总蛋白 60.3 g/L，球蛋白 23.3 g/L，糖 3.440 mmol/L，总胆固醇 6.420 mmol/L，钾 3.440 mmol/L，氯 95.000 mmol/L。凝血四项：纤维蛋白原浓度 6.000 g/L。体液免疫：免疫球蛋白 G 7.900 g/L，免疫球蛋白 M 0.370 g/L，补体 4 0.410 g/L，C 反应蛋白 49.5 mg/L，血清总补体 67 U/mL。尿常规、大便常规未见异常。

进一步检查发现：

1, 3 - β - D 葡聚糖、曲霉菌半乳甘露聚糖检测，痰真菌、细菌、结核杆菌涂片未见异常。ANA 阴性。P - ANCA⁺、抗 MPO 125 U/mL。胸部 CT 平扫 + CTA + CTV：①双肺少量炎症；②右肺中叶实性小结节；③胸部 CTA：主动脉、冠状动脉硬化，未见明确肺栓塞或主动脉夹层征象；④胸部 CTV 未见明确异常。全腹 CT 平扫 + 增强 + CTA + CTV：①全腹 CT 扫描未见明显异常；②全腹 CTA：动脉硬化，部分小肠、结肠邻近系膜血管稍增粗、迂曲；③全腹 CTV 未见异常。头部 MRI 平扫 + 增强 + MRA + DWI：①双侧半卵圆中心、左侧放射冠少许缺血变性灶；②脑膜增厚；③头颅 MRA 未见明显异。PTA + 声导抗：左耳中度混合性听力下降；右耳轻度混合性听力下降。脑脊液常规检查：白细胞总数 $20 \times 10^6/L$，红细胞总数 $1500 \times 10^6/L$，颜色无色，透明度清晰，薄漠无，球蛋白定性 1 +。脑脊液生化：总蛋白 0.911 g/L，氯 112.4 mmol/L，糖 2.37 mmol/L。脑脊液细菌、真菌、隐球菌、结核杆菌涂片未见异常。脑脊液二代测序：未找到病原微生物。外院病理片（C4 - T3 椎管内髓外占位病变）会诊示镜下可见硬膜组织内较多炎症细胞浸润，其中以淋巴细胞和中性粒细胞为主，浆细胞和嗜酸粒细胞均少见。在血管周围炎症细胞聚集较为明显，部分血管壁可见透壁性血管炎。免疫组化结果不支持淋巴瘤，可符合炎症性改变。结合患者 P - ANCA、抗 MPO 明显增高的表现，考虑中枢神经系统 ANCA 相关性血管炎（AAV）可能性大。鉴于组织中缺乏明显肉芽肿特征和大量嗜酸细胞浸润，考虑显微镜下多血管炎（MPV）可能性大。

诊断：ANCA 相关性血管炎。予激素及静注人免疫球蛋白冲击治疗，后以甲泼尼龙片 40 mg qd 维持治疗，症状好转后出院。3 个月前患者甲泼尼龙片减量至 24 mg qd 时，出现右侧耳后处疼痛，逐渐出现左侧耳后疼痛，发音不清，考虑 ANCA 相关性血管炎病情活动，予环磷酰胺 1.0 g once、甲泼尼龙、静注人免疫球蛋白冲击治疗，症状好转后出院。出院后仍反复有耳后疼痛，且扩大为枕部疼痛，影响睡眠，持续数小时，以早上 5 时至 11 时为著，可自行缓解。无头晕、目眩，无发热、乏力，无恶心、呕吐，无视物模糊、黑矇，胸背部及双上肢疼痛较前减轻，双下肢可站立行走，自觉双侧足背皮温较其他区域皮肤高，肌肉力量较发病前减弱。

2019 年 10 月 8 日至外院住院治疗，入院继续予抗炎、护胃、营养神经等治疗，病情稳定后出院。后因头痛、头晕，四肢乏力、麻木，于 2019 年 10 月 15 日为进一步治疗来我科住院，入院后查 WBC 11.54 ×10^9/L，NEUT 10.78 ×10^9/L，LYMPH 0.67 ×10^9/L，ESR 53 mm/h，CRP 14.4 mg/L，PCT 0.032 ng/mL。腰穿：脑脊液压力大于 300 mmH$_2$O，脑脊液常规：球蛋白定性（2 +），WBC 28 ×10^6/L，脑脊液生化：氯 108 mmol/L，脑脊液蛋白质 1.091 g/L，脑脊液细菌、真菌、隐球菌涂片及培养未见异常。

辅助检查的重点和临床启示

初步检查时应着重注意：

（1）通过血常规、尿常规、生化全套、红细胞沉降率、CRP、炎症标记物等检查了解患者基本情况。

（2）神经系统影像学检查，有利于疾病的定性和定位。

（3）腰椎穿刺术及脑脊液检查，有利于疾病定性诊断。

经查，患者多项检查有阳性发现。非特异性炎症指标升高。P - ANCA、抗 MPO 125 u/mL。左耳中度混合性听力下降；右耳轻度混合性听力下降。全脊柱 MR 平扫 + 增强示：颈 4 至胸 5 椎体水平椎管后方（髓外硬膜外）梭形信号异常的占位病变［伴相邻的脊髓较为明显受压变窄并颈 4 ～ 7 椎体水平脊髓局部变性］，肿物切除后外院病理片（C4 - T3 椎管内髓外占位病变）会诊示镜下可见硬膜组织内较多炎症细胞浸润，其中以淋巴细胞和中性粒细胞为主，浆细胞和嗜酸性粒细胞均少见。在血管周围，炎症细胞聚集较为明显，部分血管壁可见透壁性血管炎。免疫组化结果不支持淋巴瘤，可符合炎症性改变。结合患者 P - ANCA、抗 MPO 明显增高的表现，考虑中枢神经系统 ANCA 相关性血管炎可能性大。

五、诊断

显微镜下多血管炎。

六、治疗方案及转归

入院后治疗予甲泼尼龙 1 g + 丙球 20 冲击治疗 3 天后，患者头痛、耳后疼痛症状减轻。复查 CRP 降至 14.2 mg/L，ESR 44 mm/h。糖皮质激素逐渐减量，并予鞘内注射 MTX10 mg + 地塞米松 10 mg，CTX0.6 g-q2w 静滴治疗。患者第一次 CTX 治疗后 3 天出现发热，最高体温 40.6 ℃，伴畏寒、寒战；咳嗽，以干咳为主，少许黄痰，难咳出；枕骨后稍酸胀；双眼疼痛。查血常规患者淋巴细胞绝对值 0.4×10^9/L。胸部 CT 提示：考虑双肺炎症，双肺上叶为著。痰培养：未见致病细菌生长。细菌涂片：未见细菌，未见酵母样真菌孢子及菌丝。GM 试验未见异常。予以"美罗培南注射剂（美平）0.5 g，静脉滴注 q8 h + 复方磺胺甲噁唑片 2 粒，qid + 注射用醋酸卡泊芬净（科赛斯 50 mg）50 mg，静脉滴注 qd + 注射用更昔洛韦（赛美维）0.25 g，静脉滴注-q12 h"及"静注人免疫球蛋白 10 g，静脉滴注 qd 治疗，患者体温仍无下降，气促加重。因患者在激素减量过程中出现发热，考虑血管炎活动可能；考虑患者淋巴细胞绝对值较低，感染风险较大。行血浆置换治疗 3 次，患者发热、气促明显好转。复查胸部 CT 提示：双肺炎症较前吸收。停用抗生素及抗病毒药物，糖皮质激素逐渐减量，继续予 CTX 静脉滴注治疗。患者头痛、头晕、听力改善，复查胸部 CT 持续好转。随访 2 年余，患者病情稳定。

诊治小结和思考

患者中年男性，慢性病程，以脊髓外占位病变、听力及前庭功能受损为主要特征，p-ANCA 及 MPO 抗体阳性，病理明确提示血管炎症，诊断 ANCA 相关血管炎疾病类型中的显微镜下多血管炎明确。ANCA 相关血管炎是一组以血清中能够检测到自身抗体为最突出特点的系统性小血管炎，主要累及小血管（小动脉、微小动脉、微小静脉和毛细血管），但也可有中等大小动脉受累，是临床上最常见的一类系统性小血管炎。经典的 AAV 包括肉芽肿性多血管炎、显微镜下多血管炎和嗜酸性肉芽肿性多血管炎。显微镜下多血管炎是一种主要累及小血管的系统性非肉芽肿性坏死性血管炎，常表现快速进展性肾小球肾炎和肺出血。还可出现皮肤紫癜、充血性斑丘疹、关节肌痛、发热等多系统病变。MPA 肺部影像学特征：两肺斑片状阴影、磨玻璃样影为主。病理基础是肺泡出血、小叶间隔炎症渗出，如出现肺纤维化提示预后差。

　　既往本病缺乏统一标准，有以下情况有助于 MPA 的诊断：①中老年人，以男性多见；②具有发热、乏力、厌食、关节痛和体重减轻等前驱症状；③肾脏损害表现，包括蛋白尿、血尿或（及）急进性肾功能不全等；④伴有肺部或肺肾综合征的临床表现；⑤伴有胃肠道、心脏、眼、耳、关节等全身各器官受累表现；⑥ANCA 阳性；⑦肾、肺活检有助于诊断。显微镜下多血管炎分类标准（2022 年版《ACR/EULAR 血管炎分类标准》）敏感性 91%、特异性 94%。应用该分类标准时，需注意：当确诊为小或中血管血管炎时，采用这一分类标准确诊 MPA，在确诊前，应先排除类似血管炎的其他诊断。临床标准：鼻腔出血、溃疡、结痂、充血或堵塞，或鼻中隔缺损/穿孔，记为 −3 分。实验室、影像和活检标准：核周抗中性粒细胞胞浆抗体（p − ANCA）或抗髓过氧化物酶抗体（抗 MPO）阳性，记为 +6 分。胸部影像学检查示：纤维化或间质性肺病，记为 +3 分。活检可见寡免疫复合物肾小球肾炎，记为 +3 分。胞浆抗中性粒细胞胞质抗体（cANCA）或抗蛋白酶 3 抗体（抗 PR3）阳性，记为 −1 分。血清嗜酸性粒细胞计数≥1×10^9/L，记为 −4 分。确诊标准：上述 6 项条目，得分≥5 分可确诊为 MPA。MPA 诊断标准中权重最大为 p − ANCA 或抗 MPO 阳性；其次是肺肾病变；其他如鼻病变、嗜酸性粒细胞增多、cANCA、抗 PR3 阳性为排他性诊断。AAV 的主要病理改变为小血管壁的炎症与坏死，表现为包括中性粒细胞、淋巴细胞、巨噬细胞等各种炎细胞浸润及血管壁的纤维素样坏死，其中血管壁的纤维素样坏死是血管炎的特征性病理改变，是确诊 AAV 的金标准。发生炎症反应的血管壁会出现胶原沉积、纤维化，造成血管壁增厚、管腔狭窄，可继发血栓形成。除 EGPA 外，血管壁嗜酸性粒细胞浸润很少见。血管壁的炎症还会造成管壁弹力纤维和平滑肌受损，形成动脉瘤和血管扩张。在血管壁浸润的炎症细胞还会形成巨细胞和由不同炎症细胞组成的肉芽肿，如见于 GPA 患者的淋巴细胞性肉芽肿和 EGPA 的嗜酸粒细胞性肉芽肿。

　　在一个血管炎患者中，可以存在一种以上的血管病理改变，即使在同一受累的血管，其病变也可呈节段性。此例患者抗 p − ANCA 和抗 MPO 抗体阳性，病理见血管壁炎症，按照 2022 年诊断标准，诊断明确。按照指南推荐，予激素冲击治疗后，在激素减量过程中患者出现肺部表现及发热，此时应注意鉴别疾病本身所致或因使用激素、免疫抑制剂所致的肺部感染。在积极寻找感染证据及强有力抗感染治疗后，患者症状进一步加重，考虑本病所致可能性大，同时兼顾感染的可能。进行血浆置换治疗后，患者症状明显改善。停用抗感染治疗后，患者肺部炎症无加重，无再发热，进一步支持血管炎活动所致。继续糖皮质激素及 CTX 治疗，患者病情持续改善。在糖皮质激素及 CTX 减量过程中，病情维持稳定。

病例 11　反复口腔溃疡 3 年余，言语不清半天

患者钟某，男性，56 岁。

一、主诉

反复口腔溃疡 3 年余，言语不清半天。

二、现病史及相关病史

患者于 3 年余前，无明显诱因反复出现口腔溃疡，一年数十次，伴疼痛，曾在当地医院诊治（具体不详）未见好转。2 年前，开始出现全身散在结节性红斑，伴局部肿胀、疼痛，半月后自行消退，但反复。曾在外院皮肤科诊治（具体不详），疗效不佳。一年前，患者自觉视力下降，视物不清，曾在当地眼科专科医院诊治，仍有模糊重影。约半年前，因左下肢肿胀，在外院住院诊治，查下肢血管彩超示左下肢深静脉血栓、狭窄 67%，查抗核抗体 1∶100 颗粒型，狼疮抗凝物指标明显延长，予改善循环等治疗后好转出院。4 个月前，因视物不清在当地眼科专科医院住院诊治，诊断为"双眼色素膜炎、老年性白内障、右眼角膜云翳"，治疗后好转出院。1 年余前，曾于我科住院诊断贝赫切特综合征。予甲强龙 40 mg qd 静滴，后减至 30 mg qd，羟氯喹 0.2 g bid，再后予修美乐（阿达木单抗注射液）80 mg 皮下注射。出院后规律口服美卓乐及吗替麦考酚酯 0.5 bid、修美乐 40 mg qd 治疗。患者仍偶有口腔溃疡，一天左右好转。近 3 月发热两次，最高 38 ℃，晨起开始发热，午后自行退热，伴全身乏力，未注意。2 天前，患者无明显诱因出现头痛，伴恶心，无呕吐，无发热、畏寒，无胸闷、心悸，自行服用"安乃近"，症状无好转。今日晨起后，家属发现其言语不清、无法行走，伴烦躁、恶心，遂来中山三院就诊。现拟贝赫切特综合征收入我科。

病史采集的重点和临床启示

该例患者既往曾于我科住院，有阿弗他口腔溃疡、全葡萄膜炎、下肢静脉血栓，诊断贝赫切特综合征明确。此次因头疼 2 天，言语不清数小时入院，病

史采集方面除神经系统外，还应注意贝赫切特综合征的其他临床表现及可能引起头痛、言语不清、无法行走的其他原因，如感染等。

（1）神经系统症状的进一步询问。头痛的起病诱因、发病情况、症状特点，各种临床表现随时间演变的过程、受影响的程度、相应的治疗和治疗后病情的变化等。询问有无其他感觉、运动异常，如有无深感觉异常，肌张力、运动协调性异常相关症状。还应了解有无外周单发多神经炎及其继发的运动障碍、感觉异常，如足下垂、麻木、浅感觉减退等；有无颅神经受累表现，或者脑出血、脑梗死早期症状或后遗症表现。

（2）询问全身一般情况及非特异症状：如有无发热、消瘦、乏力、关节疼痛等全身表现。

（3）询问有无呼吸道病变的表现。如咳嗽、咳痰、咽痛等感染表现，胸痛、呼吸困难、咯血等肺或肺血管受累表现。

（4）询问有无皮肤症状：重点了解有无新发结节红斑、毛囊炎、痤疮等。

（5）询问有无骨关节表现：有无肌肉疼痛、关节肿痛、骨骼肌萎缩等。

（6）注意询问其他多系统损害表现。如有无心脏疾病、脑血管意外、进行性心力衰竭；近期出现的进行性肾功能不全、蛋白尿；不明原因腹痛、腹泻、血便等。

（7）有无外伤等其他病史。

经病史采集和初步分析，患者在规律治疗贝赫切特综合征的过程中无明显诱因出现突发头痛、言语不清、无法行走，应重点考虑颅内感染或原发病控制不佳所致中枢神经系统表现。

三、体格检查

体温 38.3 ℃，心率 92 次/分，呼吸 18 次/分，血压 159/92 mmHg，神清，轮椅入院，言语不清。颈软，无抵抗。皮肤和巩膜无黄染。全身浅表淋巴结未扪及肿大。双侧听力正常。鼻黏膜充血明显，形态大致正常，鼻中隔无缺损，鼻窦区无压痛。口角无偏斜，口腔黏膜完整，伸舌居中，咽无充血，双侧扁桃体无肿大。气管居中，甲状腺无肿大。双肺叩诊呈清音，双肺呼吸音稍粗，未闻及湿啰音。心脏听诊无特殊。腹软，未及压痛、反跳痛。四肢关节无明显肿胀或压痛，无活动受限，浮髌试验（－），骨摩擦（－）。全脊柱无压痛、叩击痛。双下肢无水肿，双下肢肌力检查无法配合，肌张力正常。巴氏征可疑阳性。

体格检查的重点和临床启示

（1）生命体征及一般项目。尤其注意体温监测、血压监测、神志、步态等。

（2）神经系统。有无痛觉、温觉、感觉、深感觉异常，肌力、肌张力、运动协调性检查。有无颅神经受累体征，有无脑出血、脑梗死早期症状或后遗症表现。

（3）皮肤黏膜。注意皮疹、皮下结节、出血性皮疹（可为瘀点、紫癜或瘀斑）等。

（4）头颅五官。尤其注意有无视力异常、视野异常、鼻咽部黏膜病变等。

（5）心肺腹体检。有无肺部、心脏、腹部阳性体征。

（6）外周血管检查。四肢血压是否对称，有无异常血管杂音，足动脉搏动是否对称等。

本例体格检查进一步判断神经系统表现为中枢神经系统病变可能性大，患者伴有低热，无明显神经系统定位体征，暂无法确定是感染或原发病所致。

四、辅助检查

初步检查结果：

血常规：白细胞总数 $6.67 \times 10^9/L$，淋巴细胞绝对值 $0.58 \times 10^9/L$，血小板计数 $185 \times 10^9/L$，血红蛋白浓度 154 g/L，中性粒细胞百分率 0.858。心肌酶谱：α 羟丁酸脱氢酶 222 U/L。体液免疫：补体 31.43 g/L，补体 4 0.28 g/L，血清总补体 62 U/mL。凝血：活化部分凝血活酶时间 42 s。血浆 D − 二聚体 0.73 μg/mL。生化：谷氨酰转肽酶 78 U/L，甘油三酯 2.58 mmol/L，钠 134.000 mmol/L，氯 95 mmol/L，乳酸脱氢酶 278 U/L，β2 微球蛋白 3.970 mg/L。ESR：9 mm/h。PCT 0.103 ng/mL。CRP 12.6 mg/L。血气分析：二氧化碳分压 34 mmHg，氧分压 102 mmHg，乳酸浓度 3.9 mmol/L。甲功三项：游离三碘甲状腺原氨酸（FT3）2.5 pmol/L。G 试验、GM 试验、外周血培养未见异常。狼疮四项：抗核抗体弱阳性 1∶80 颗粒型。ENA 谱十四项、ANC 四项未见异常。

进一步检查结果：

进一步检查的主要阳性发现：脑脊液压力 240 mmH$_2$O，脑脊液常规：白细胞总数 $465 \times 10^6/L$，红细胞总数 $4500 \times 10^6/L$，颜色淡红色透明度微混，薄漠无，单核细胞百分率 0.82，中性粒细胞 0.18，球蛋白定性（＋）。脑脊液生化：尿总蛋白 1. 281 g/L，氯 101. 700 mmol/L，糖 1. 350 mmol/L。脑脊液病原学涂片和培养：未见细菌、厌氧菌、真菌、抗酸杆菌、隐球菌。外送脑脊液二代测序：阴性。结核菌感染 T 细胞检测两项（T-SPOT. TB）：A 抗原 81 个，B 抗原 87 个。头颅 CT：头颅 CT 平扫未见明确异常，建议必要时加做头颅 MR 进一步检查。胸部 CT：①双肺多发小结节，其中右肺上叶结节较前增大，部分未见显示，余大致同前，暂考虑炎性结节可能，建议定期（12 个月）随访；②右肺中叶所见，较前缩小，考虑炎性病变，建议治疗后复查；③双肺散在炎症；④甲状腺所见，大致同前；⑤主动脉硬化。头部 MR 平扫 + 增强 + MRA + DWI：①双侧额顶叶、侧脑室旁散在变性缺血灶（图 1、图 2）；②颅脑 MRA 未见明显异常。

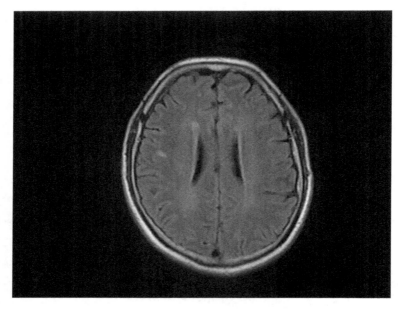

图 1 头颅 MR 可见双侧额顶叶、侧脑室旁散在变性缺血灶

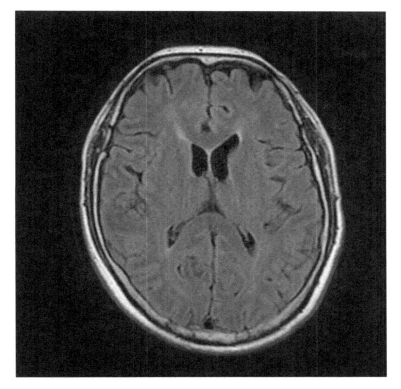

图 2　头颅 MR 可见双侧额顶叶、侧脑室旁散在变性缺血灶

辅助检查的重点和临床启示

初步检查时应着重注意：

（1）通过血常规、尿常规、生化全套、红细胞沉降率、CRP、炎症标记物等检查了解患者基本情况。

（2）神经系统影像学检查，有利于疾病的定性和定位。

（3）腰椎穿刺术及脑脊液病原学检测，有利于寻找神经系统病变的病因。

经查，患者多项检查有阳性发现。脑脊液压力升高，明显为渗出液；头颅 MRI 示双侧额顶叶、侧脑室旁散在变性缺血灶；头颅 MRI 未见血管栓塞，提示患者神经系统病变由颅内炎症病变所致。经脑脊液二代测序及多次培养，未见病原体。考虑贝赫切特综合征的神经系统病变可能性大。

五、诊断

贝赫切特综合征。

六、治疗方案及转归

考虑患者淋巴细胞绝对值低，且 T-SPOT 阳性，在异烟肼片 0.3 g qd + 利福平胶囊 0.45 g qd 预防性抗结核基础上，予甲强龙 60 mg，iv-qd、血浆置换 3 次后予丙球 20 g ivdrip qd 冲击 3 天后予环磷酰胺治疗。同时予甘露醇注射液 q12 h 脱水、利尿等对症支持治疗。患者神经症状好转，激素逐渐减量。现予强的松 5 mg qd + 吗替麦考酚酯 0.5 g-qd 维持治疗。随访 2 年余，患者目前无口腔溃疡，无新发眼部及血管病变，病情平稳。

诊治小结和思考

该例以神经系统病变为主的贝赫切特综合征，最终得以有效治疗有赖于充分的鉴别诊断。主要需要与三大类疾病相鉴别：感染、原发病、脑血管意外。该患者经脑脊液培养及二代测序排除感染，头颅 MRI + MRA + MRV 排除脑血管意外。贝赫切特综合征的神经系统损害通常分为器质性和非器质性。

器质性病变细分为脑干病变、多灶性（弥漫性）病变（包括脑干、大脑或脊髓病变）、脊髓病变、大脑损害［包括脑病、轻偏瘫、偏身感觉缺失、癫痫发作、吞咽困难和神志改变（如精神病性表现和认知功能障碍）］，以及视神经病变。

器质性病变也可分为急性和慢性进行性神经 Behçet 综合征。一项 meta 分析回顾了 184 例急性和 114 例慢性进行性疾病患者，发现发热和脑脊液细胞计数增多在急性疾病中更常见；括约肌障碍、共济失调、意识模糊、MRI 示脑干萎缩以及 MRI 示脑改变在慢性进行性疾病中更常见。局灶性器质性病变和血管血栓形成的并发症是最常见的异常。可能发生进行性人格变化、精神障碍和痴呆。与其他许多系统性血管炎疾病不同，周围神经病变不是 Behçet 综合征的常见特征，但有一部分患者可能出现。

器质性病变可能是由皮质脊髓束、脑干、室周白质、脊髓和基底节病变所致。脑干病变（可能扩展到中脑、基底节和间脑）包括局灶性病变和萎缩，存在眼肌麻痹、颅神经病变、小脑或锥体功能障碍等体征和症状，相比于多发性硬化，这些病变对 Behçet 综合征更具特征性。大脑病变通常是多发性的，但也可能单发，常位于皮质下，而并不像在多发性硬化中那样尤其位于脑室周围。脊髓病变（脊髓炎）可单独发生，但更常见于伴有其他中枢神经系统病变的患者。器质性病变的临床发病常为亚急性，表现可能包括头痛、行为改变以及器质性病变区域相应的功能障碍。

MRI可发现这些中枢神经系统病变。急性和亚急性病变在T1加权图像上呈低信号或等信号；T2加权成像、液体衰减反转恢复（fluid attenuated inversion recovery，FLAIR）成像和弥散加权成像上呈高信号；使用造影剂时通常增强。在慢性期，病变可能较小或消退，可能存在萎缩和非特异性白质病变，病变通常不会增强。脑脊液可能表现为蛋白和细胞增加，以中性粒细胞为主。病理表现为局灶性小静脉周围袖套样淋巴细胞浸润、炎性细胞浸润、神经胶质增生、坏死和神经元缺失。虽然明确的血管炎并不总是在器质性病变中观察到，但其有时见于较大的脑血管（包括动脉或静脉）。动脉炎可导致缺血性脑卒中、动脉夹层、动脉瘤样扩张和蛛网膜下腔出血。

非器质性病变包括脑静脉血栓形成、颅内压增高综合征（假性脑瘤）、急性脑膜综合征。以及罕见情况下由动脉血栓、动脉夹层或动脉瘤引起的脑卒中。

中枢神经系统表现可由动脉或静脉血栓形成（包括硬脑膜窦血栓形成）引起。脑静脉血栓形成可表现为头痛、视乳头水肿、第Ⅵ颅神经麻痹和脑脊液压力升高。

对于具有显著实质性病变的患者，改变病情的治疗取决于疾病严重程度、糖皮质激素疗效、既往神经系统病变、病程和Behçet综合征的其他特征。该例患者T-SPOT阳性提示存在潜伏性结核感染，头颅MRI提示弥漫性散在炎症信号，抵抗力经1年余的激素和免疫抑制剂及生物制剂治疗相对较低，因此我们采用了血浆置换的方法尽可能减少激素的使用。在疾病初期使用丙球同时使用环磷酰胺，降低患者感染风险。经长期随访，患者病情稳定。进一步证实了我们对疾病性质的预判无误，诊断正确、治疗得当。

病例 12　反复皮疹 2 个月余

患者李某，男性，24 岁。

一、主诉

反复皮疹 2 个月余。

二、现病史及相关病史

患者于 2 月余前无明显诱因下出现双下肢紫癜，以足部、小腿为主，呈对称分布，伴双上臂、躯干散在少许紫癜，伴光过敏，无发热、咽痛，无头痛头晕，无鼻、牙龈出血，无血尿、血便，无咳嗽、咳痰，无胸闷心悸、气促，无腹痛腹胀，无口腔溃疡、脱发、皮疹，无口干眼干，无肌痛、肌无力，无雷诺现象，无关节肿痛。遂立即至当地医院住院治疗，血常规：血小板 1×10^9/L，血红蛋白浓度 124 g/L。抗 ds-DNA 弱阳性。抗 SSA 抗体（+）。骨髓象：粒细胞、红细胞增生活跃，形态大致正常，血小板散在少见。骨髓流式：未见免疫表型异常的肿瘤细胞。考虑"继发性血小板减少症"，予甲强龙 250 mg 及丙球冲击治疗 5 天，加特比澳升血小板、输血小板等治疗后，冲击治疗第三天后双下肢、躯干紫癜较前明显减少，但复查血小板仍波动在 10～20×10^9/L，查补体 C3 0.52 g/L，补体 C4 0.074 g/L，尿蛋白 312.66 mg/24 h，ANA 1：1000 均质型，抗心磷脂抗体阳性，抗线粒体 2 型抗体（+）。coombs 试验：直接和间接抗人球蛋白试验（+）。考虑"系统性红斑狼疮，继发性血小板减少，自身免疫性溶血性贫血"，继续予甲强龙 250 mg qd 冲击治疗 3 天后减至 80 mg qd，特比澳升血小板、输血小板、护胃、止血、丙球等治疗，予注射用贝利尤抗体（倍力腾）720 mg ivdrip 治疗，患者下肢紫癜基本消失。改为口服醋酸泼尼松片 75 mg qd，但再次出现双下肢紫癜，较起病时有所减少。1 天前，患者突然出现鼻出血，无法自行止血，予棉球压迫后可止血，伴发热，体温最高 38.5 ℃，伴头晕、头痛、泡沫尿，无畏寒、咳嗽、咳痰，无胸闷、心悸，无腹痛、腹胀，无下肢水肿、尿量减少，就诊于中山三院急诊，查血常规：白细胞 6.81×10^9/L，血小板 5×10^9/L，血红蛋白浓度 103 g/L。球蛋白

39.2 g/L。补体 3 0.620 g/L，补体 4 0.110 g/L，C 反应蛋白 16.1 mg/L，血清总补体 15 U/mL。抗核抗体阳性 1 : 320 颗粒型，抗 dsDNA 220 U/mL，抗 SSA 抗体阳性，抗心磷脂抗体 IgM 28.6 cu。为进一步诊治收入我科。患者近期精神、睡眠、食欲尚可，大便正常，体重下降约 4 kg。

病史采集的重点和临床启示

该例患者以反复双下肢紫癜样皮疹为特征。紫癜是皮肤和黏膜出血后颜色改变的总称。临床表现为出血点、紫癜和瘀斑，一般不高出皮面，仅于过敏性紫癜时可稍隆起，开始为紫红色，压不褪色，以后逐渐变浅，至两周左右变黄而消退。紫癜是出血性疾病最常见的临床表现。常见的引起紫癜的原因包含血管性疾病、血小板异常、凝血机制障碍。针对三种常见原因进行病史采集：

（1）紫癜出现的诱因，近期有无特殊化学品、药物毒物接触史，有无其他部位的出血栓塞表现、诊疗过程及皮疹变化情况。

（2）询问全身一般情况及非特异症状：如有无发热、消瘦、乏力、关节疼痛等全身表现。

（3）询问有无血小板减少的其他伴随症状：如贫血、白细胞减少的临床表现，有无关节痛、腹痛、肾脏受累表现。

（4）询问其他多系统损害表现：如有无心脏疾病、脑血管意外、进行性心力衰竭，近期出现的进行性肾功能不全、蛋白尿，不明原因腹痛、腹泻、血便等。

（5）有无肝硬化、脾大或感染表现。

（6）有无其他过敏史、疾病病史。

（7）既往血小板计数情况、出血性疾病或血小板减少家族史、饮食习惯、血制品输注或器官移植情况。

经病史采集，患者血小板减少所致紫癜明确。血小板减少的主要病理生理机制包括：骨髓中血小板生成减少；抗体破坏外周血小板；血栓中的血小板消耗；液体复苏或大量输血引起的稀释；门脉高压症和/或脾肿大个体中，血小板在脾中的隔离（汇聚）。无症状的单纯性血小板减少患者更可能存在 ITP；而在发生了血小板减少的病情危急住院患者中，更可能存在的是血小板消耗、稀释、脓毒症/感染所致的骨髓抑制，或药物诱导的血小板减少。在这两个极端之间的是自身免疫性疾病、营养素缺乏、TMA、肿瘤或感染，根据基础疾病的严重程度可出现一系列不同的表现。因此，在病史采集方面，要全面询问相应疾病的表现。该患者伴随光过敏、发热、泡沫尿，考虑全身性系统性疾病所致可能性大。

三、体格检查

体温 38.8 ℃，心率 82 次/分，呼吸 23 次/分，血压 124/73 mmHg，神清，体型肥胖，对答切题。颜面、躯干、双下肢多发瘀点、瘀斑。皮肤和巩膜无黄染。全身浅表淋巴结未扪及肿大。双眼球结膜充血，未见滤泡。双侧听力正常。鼻黏膜充血明显，形态大致正常，鼻中隔无缺损。口腔黏膜完整，伸舌居中，咽无充血，双侧扁桃体无肿大。气管居中，甲状腺无肿大。双肺叩诊呈清音，双肺呼吸音稍粗，未闻及湿啰音。心脏听诊无特殊。腹软，无压痛、反跳痛。四肢关节无明显肿胀或压痛，无活动受限，浮髌试验（－），骨摩擦（－），全脊柱无压痛、叩击痛。双下肢无水肿。

体格检查的重点和临床启示

本例体格检查应重点注意：

（1）生命体征及一般项目。尤其注意体温监测、血压监测等。

（2）皮肤黏膜。注意皮疹、皮下结节、淋巴结肿大。

（3）骨骼肌肉系统。注意有无关节炎、肌无力、胸骨后压痛等体征。

（4）心肺腹体检。有无心肺腹感染表现，有无肝脾肿大及肝硬化失代偿期体征等。

（5）神经系统。有无痛觉、温觉、感觉、深感觉异常，肌力、肌张力、运动协调性检查。有无颅神经受累体征。有无脑出血、脑梗死早期症状或后遗症表现。

本例体格检查提示患者皮肤出血点多，暂未见其他系统受累体征，考虑良性疾病所致可能性大。

四、辅助检查

初步检查结果：

血常规：白细胞总数 5.46×10^9/L，淋巴细胞绝对值 1.050×10^9/L，中性粒细胞绝对值 4.190×10^9/L，红细胞总数 1.84×10^{12}/L，血小板计数 13×10^9/L，血红蛋白浓度 89.000 g/L。凝血四项：纤维蛋白原浓度 4.620 g/L。血播八项：乙肝病毒表面抗原，乙肝表面抗体 1000 mIU/mL，乙肝病毒 e 抗体 0.965 IU/mL，乙肝病毒核心抗体 10 IU/mL。体液免疫：免疫球蛋白 G 20.610 g/L，补体 3 0.310 g/L，补体 4 0.02 g/L，C 反应蛋白 55.200 mg/L，血清总

补体 3.000 U/mL。肝功：谷丙转氨酶 39 U/L，谷氨酰转肽酶 66 U/L，直接胆红素 8.3 μmol/L。肾功、红细胞沉降率未见异常。心肌酶谱：乳酸脱氢酶 477 U/L，α-羟丁酸脱氢酶 455 U/L。肌红蛋白 101.3 μg/L，心型脂肪酸结合蛋白 7.2 ng/mL。血清降钙素原检测 0.23 ng/mL。D-二聚体 9.14 μg/mL。尿常规二项：红细胞总数 7857.50 个/μL。尿蛋白/尿肌酐 868 mg/g。肿瘤三项：铁蛋白 1068.4 ng/mL。

进一步检查结果：

进一步检查的主要阳性发现：ANCA 四项、BNP、CM 病毒 DNA 测定、EB 病毒 DNA 测定未见异常。抗磷脂抗体综合征三项阴性。溶血性贫血五项：直接抗人球蛋白试验阳性。血小板特异性和组织相关融性抗体阳性。胸部 CT：①双肺下叶炎症，双侧少量胸腔积液；②双侧腋窝多发淋巴结肿大。血涂片示白细胞总数大致正常，分类以中性粒细胞分叶核为主，形态大致正常，成熟红细胞轻度大小不等，未见红细胞碎片，血小板极度少见，单个散在性分布，未见有核红细胞及寄生虫体。结合临床，考虑继发性贫血伴血小板减少骨髓象。骨髓穿刺及活检示骨小梁间造血细胞与脂肪比例约 7 : 3，可见粒、红系及巨核系三系细胞，粒红细胞比例 3 : 1，粒系可见各阶段细胞，巨核系增生丰富，散在分布，异型性不明显，偶见个别小巨核及单圆核细胞。结合免疫组化，未见白细胞病及淋巴瘤累及骨髓。

辅助检查的重点和临床启示

初步检查时应着重注意：

（1）动态监测血常规，了解血小板的变化情况及红系、粒系有无受累。

（2）尿常规、生化全套、红细胞沉降率、CRP、炎症标记物等了解患者基本情况。

（3）PCT，真菌 D、病毒、寄生虫检测，HIV 筛查，自身抗体检查，协助寻找血小板减少的病因。

（4）血涂片、骨髓涂片、骨髓活检了解骨髓增生情况，有无血液系统肿瘤。

患者检查结果提示血小板低，多项自身抗体阳性，抗血小板抗体阳性，Coombs 试验阳性，补体低，血涂片未见溶血性血小板减少性紫癜骨髓穿刺活检提示

五、诊断

系统性红斑狼疮：血小板减少；抗磷脂综合征；免疫性溶血性贫血。

六、治疗方案及转归

入院后予甲强龙 500 mg qd + 丙球 30 g qd + 艾曲波帕 50 mg qd + 抗血小板聚集药物治疗 3 天，复查血小板 $12 \times 10^9/L$，患者出现结膜出血、痰中血丝。予停用抗血小板聚集药物，甲强龙减量至 120 mg qd + 环孢素 100 mg bid + 艾曲波帕 50 mg qd + 注射用贝利尤单抗 720 mg ivdrip qd 治疗 3 天，血小板 $23 \times 10^9/L$，无活动性出血表现。颜面及躯干无新发皮疹。甲强龙减量至 60 mg qd，1 周后复查环孢素浓度 123 ng/mL，血小板 $32 \times 10^9/L$。患者出院。出院后门诊随诊。美卓乐逐渐减量，1 月后血小板 $57 \times 10^9/L$。患者目前门诊及云医院随诊 2 年半，美卓乐 2 片 + 羟氯喹 0.1 g，tid 维持治疗，病情稳定。期间生育一女儿，女儿发育正常。

诊治小结和思考

系统性红斑狼疮（SLE）患者常见血液学异常，贯穿诊断初始和整个疾病病程。SLE 的主要血液学表现包括贫血、白细胞减少、血小板减少、淋巴结肿大和/或脾肿大。这些血液学异常可以是 SLE 的一种表现，与其他伴随疾病相关和/或由 SLE 治疗引起。SLE 患者的凝血也可发生改变，可能与自身抗体有关。自身抗体可能与血栓形成相关，如抗磷脂抗体；或与之相反，抑制凝血因子的功能并增加严重出血的风险。已发现有 25% ～ 50% 的 SLE 患者存在轻度血小板减少，约有 10% 的 SLE 患者血小板计数低于 $50000/\mu L$。SLE 中严重血小板减少的最常见原因是 ITP，其血小板计数降低的主要原因是免疫介导的血小板和巨核细胞破坏。还应考虑 SLE 患者出现血小板减少的其他原因，如药物诱导的血小板减少，脾肿大、血栓性微血管病病程中血小板消耗，抗磷脂综合征引起的血小板消耗。血小板减少的治疗应针对基础病因。在 SLE 急性发作病例中，对病情的控制也有助于增加血小板计数。对于血小板计数低于 $20000 \sim 30000/\mu L$ 或存在有临床意义的出血的 ITP，如糖皮质激素和/或 IVIG 治疗无效，通常应开始应用其他治疗。

该例患者对糖皮质激素的治疗敏感，在糖皮质激素减量的过程中再次出血，血小板重度减少，在后续治疗中先加大糖皮质激素用量，加用免疫抑制剂控制病情，待免疫抑制剂起效后逐渐减少糖皮质激素用量。患者血小板稳步提升，病情控制好，治疗过程中不断进行患者教育，患者随访过程中规律门诊及线上问诊，目前随访 2 年半，病情稳定。

病例 13　全身乏力 2 个月，双下肢水肿 2 周

患者钟某，女性，41 岁，广西桂平市人。2020 年 1 月于中山三院风湿免疫科就诊。

一、主诉

全身乏力 2 个月余，双下肢水肿 2 周。

二、现病史及相关病史

患者于 2 个月余前无明显诱因出现双下肢乏力，活动后明显。下蹲后肌肉酸痛，伴双手指间、颜面部皮疹，无关节疼痛、脱发、反复口腔溃疡，无口干、眼干，无雷诺现象，无心悸、胸闷、胸痛，未予重视，逐渐出现进食呛咳、双上肢乏力。于 1 个月前外院就诊，查 ALT 268 U/L，AST 456 U/L，ANA 1 ∶ 320 颗粒型。胸部平片：双肺纹理增粗。心电图：窦性心律，左室高电压，ST – T 改变。考虑"风湿病"可能，予药物治疗（具体药物不详），症状无明显改善。2 周前，出现发热、咳嗽，体温最高 40 ℃，伴畏寒、寒战，痰黄色、量多。伴双下肢水肿、尿少。皮疹较前增多。予口服中药治疗，双下肢水肿较前加重，吞咽呛咳较前加重。为进一步就诊至中山三院急诊就诊，心梗三项：TnT 8000 ng/mL，Myo > 900 ng/mL，CK – MB > 500 ng/mL；血常规：WBC 13.0×10^9/L，HGB 114 g/L，PLT 319 g/L，NEUT# 11.06×10^9/L；生化：ALT 500 U/L，AST 984 U/L，ALB 30.1 g/L。降钙素原 0.45 ng/mL。ESR 69 mm/h。尿微量白蛋白测定 + 尿肌酐测定：尿微量白蛋白/肌酐比值 247.96 mg/g。胸部 CT：双肺下叶及右肺中叶多发炎症，双肺结节。予"注射用头孢哌酮钠舒巴坦钠（舒普深）3.0 g 静脉滴注 q8 h"抗感染治疗及护胃、降酶等治疗，体温降至正常，乏力仍无明显改善，为进一步诊治收入我科。起病以来，患者精神食欲可，睡眠一般，尿量减少，3 天未排便，体重无明显减少。

既往史、个人史无特殊。否认毒物放射性物质接触史。否认冶游史。否认吸烟史。否认饮酒史。

婚育情况：患者已婚，育有 2 子 1 女，伴偶及子女体健。父母健在。否认家族中有类似病患者。否认遗传病史、传染病。

病史采集的重点和临床启示

　　患者为中年女性，慢性病程。主要疾病特征为肌肉酸痛、无力，伴皮疹。肌肉酸痛的原因，可以分为肌肉疾病、神经肌肉病变和心脏疾病等，具体如下：

　　（1）肌肉疾病：比如各种肌炎，包括感染性肌炎和非感染性肌炎。因为肌酸激酶主要存在于肌肉内，肌肉发炎时，肌细胞出现变性、坏死，肌酸激酶可能出现不同程度升高，达到横纹肌溶解的程度，即血内所检查的肌酸激酶可能 >10000 U/L，甚至 >100000 U/L。

　　（2）神经肌肉疾病：如进行性肌营养不良或者脊肌萎缩、线粒体疾病。肌肉细胞基因突变，可能会出现肌纤维肥大，但是肌肉功能不良，在完善血生化时会发现肌酸激酶会升高。

　　（3）心脏疾病：如心肌损伤或者重症心肌炎，心肌细胞受损可以出现肌酸激酶升高，但此时一般以肌酸激酶的同工酶升高为明显表现。

　　该患者主要表现为肌肉酸痛，因此病史采集主要集中在肌肉疾病和神经肌肉疾病方面。当然，心脏病变的相关病史也要注意。

　　（1）询问全身一般情况及非特异症状：如有无发热、消瘦、乏力、关节疼痛等全身表现。发热的特征及伴随症状。

　　（2）询问骨骼肌受累的表现：如有无对称性四肢近端肌无力、有无颈屈肌无力、吞咽困难、饮水呛咳、构音障碍、声音嘶哑。

　　（3）询问皮肤黏膜表现：如有无向阳性皮疹、Gottron 丘疹、技工手、甲周病变，有无皮肤萎缩、色素沉着、毛细血管扩张或皮下钙化，有无瘀点瘀斑、紫癜，有无口腔黏膜溃疡。

　　（4）有无肺部受累表现：有无咳嗽、咳痰，有无气促、呼吸困难。

　　（5）有无心脏受累表现：如有无胸痛、胸闷，有无心悸、气促、呼吸困难，有无夜间阵发性呼吸困难、端坐呼吸等。

　　（6）神经系统受累表现：如有无感觉异常、运动障碍，有无颅神经受累表现，或者脑出血、脑梗死早期症状或后遗症表现。

　　（7）其他引起肌酶升高的临床表现：如肿瘤、感染相关、甲状腺疾病、药物毒物接触史等。

　　经病史采集和初步分析，该例患者主要考虑炎性肌病或肿瘤、感染相关肌炎。患者在疾病过程中出现发热、咳嗽、黄痰，经抗感染治疗后好转，考虑合并肺部感染可能性大。患者近 2 周出现双下肢水肿、尿少，注意追问泌尿系统症状。

三、体格检查

体温 36.4 ℃，血压 116/82 mmHg，呼吸 14 次/分。轻度贫血貌，颜面部见向阳疹，双手见 Gottron 征，肩背部披肩征，颈前及胸部见 V 型征。双手指端皮肤破溃，全身皮肤色素沉着，无脱屑，无角质栓。无双手、双足遇冷皮肤颜色发白、发紫、发红。声音嘶哑；无肿大淋巴结；心前区无隆起，未扪及震颤，心包摩擦感，心界无扩大；双肺呼吸音粗，双下肺闻及少量湿性啰音；双下肢轻度凹陷性水肿；腹平软，无压痛及反跳痛。四肢肌力 1 级，肌张力正常；病理反射未引出。

体格检查的重点和临床启示

本例体格检查应重点注意：

（1）生命体征及一般项目：尤其注意体温监测、血压监测，神志、步态等。

（2）皮肤黏膜。注意皮疹、皮下结节，有无甲状腺肿大、触痛。

（3）心肺体检：有无间质性肺炎、心力衰竭等表现。

（4）肌肉骨骼体检：肌肉有无压痛、肌力有无下降，关节有无肿胀、压痛。

（5）神经系统。有无痛觉、温觉、感觉、深感觉异常，肌张力、运动协调性异常，有无颅神经受累体征，有无脑出血、脑血管意外等表现。

（6）有无感染、肿瘤相关临床表现。有无发热、体重下降、盗汗，有无呼吸系统、消化系统、泌尿系统等感染体征。

本例患者体格检查主要表现为典型的皮肌炎皮疹伴肌无力，考虑皮肌炎可能性大。

四、辅助检查

初步检查结果：

血常规：WBC 13.0 × 10^9/L，HGB 114 g/L，PLT 319 g/L，NEUT # 11.06 × 10^9/L。生化：AST 984 U/L，ALT 500 U/L，ALB 30.1 g/L，CK14240 U/L。降钙素原 0.45 ng/mL，ESR 69 mm/h。尿微量白蛋白肌酐比值

247.96 mg/g。胸部 CT：①双肺下叶及右肺中叶多发炎症；②双肺结节，怀疑炎性，建议定期（6 个月）随访复查；③颈部气管、食管未见明确狭窄。

进一步检查结果：

CM 病毒 DNA、EB 病毒 DNA 阴性。甲功三项正常。ANA 1∶640 颗粒型阳性，ENA 谱阴性。肌炎抗体谱阴性。痰培养：嗜麦芽窄食单胞菌。肌电图示肌源性损害。PET – CT：全身未见明确高代谢恶性肿瘤征象；全身肌肉组织代谢弥漫性轻度活跃，考虑炎性肌病可能性大，双肺下叶明显炎症；肝稍大，代谢未见异常；脾稍大，代谢轻度增高，考虑反应性改变可能性大。肌肉活检：部分肌纤维肌浆溶解变性，核肥大、内移，间质纤维组织增生；见中等量淋巴细胞及中性粒细胞浸润。吞咽功能检查示吞咽功能轻度受损（咽部）。

辅助检查的重点和临床启示

该患者中年女性，有典型皮肌炎皮疹，对称性肌无力表现，肌酶升高，肌电图示肌源性损害，PET – CT 提示肌肉炎症，肌活检示束周萎缩、炎症细胞浸润，符合 2004 年国际肌病协作组炎性肌病分类标准，确诊皮肌炎无疑。

五、诊断

皮肌炎；肺部感染。

六、治疗方案及转归

积极抗感染、吸痰，同时予甲强龙 80 mg ivdrip qd 治疗，辅予降酶、护胃、补钙等治疗。患者肌酶谱下降明显，停留胃管后肺部感染逐渐改善，但吞咽功能及四肢肌力无改善。在治疗中胃管中出现暗红色咖啡样物质，考虑激素所致消化道出血可能性大。减少糖皮质激素用量至 40 mg qd 静脉滴注治疗。请康复科进行吞咽及四肢肌力康复训练，经 1 个月余康复治疗，患者可拔除胃管，摄入少量多次流质饮食。出院后坚持康复训练。随访 2 年半患者病情稳定，可以正常工作生活。

诊治小结和思考

炎性肌病是一种罕见疾病，肌无力是其最常见的特征，还可见食管受累、心脏受累、间质性肺炎等表现，部分患者有肿瘤倾向。本例患者是典型的以皮疹、肌无力起病的皮肌炎，对于风湿科专科医生而言，诊断应该比较容易，难点在于治疗。

口咽和食道上部是炎性肌病相关的胃肠道受累的最常见区域。在肌病患者中，吞咽困难是最常见的胃肠道症状。各种研究报告的患病率比较广泛，从10%到73%。吞咽困难可分为口咽性和食道性吞咽困难。口咽性吞咽困难，也称为转移性吞咽障碍，是由影响口咽、喉和食管上括约肌功能的疾病引起的。神经源性和肌源性疾病以及口咽肿瘤是口咽吞咽困难最常见的潜在原因。食道性吞咽困难发生于食道体部、食管下括约肌或贲门，最常见的原因是机械原因或运动障碍。吞咽困难在炎性肌病患者普遍存在，通常更为严重且难以治疗。炎性肌病中的吞咽困难主要是由下咽横纹肌和上食管括约肌的累及导致。潜在的病理生理机制类似于骨骼肌在其他地方的受累：慢性炎症、水肿、肌肉萎缩，很少发生自发性食管破裂。吞咽困难增加炎症性肌病患者的死亡风险。在一项回顾性研究中报道14.31%的伴有吞咽困难的炎性肌病患者在12个月时死亡，吸入性肺炎引起的呼吸衰竭是吞咽困难患者最常见的死亡原因。1/4有吞咽障碍的炎性肌病患者肌酸肌酶正常。与其他原因如脑卒中所致吞咽困难一样，初始治疗包括改变食物和液体的稠度，以改善吞咽，由言语病理学家对患者进行评估，并就饮食中食物和液体稠度和数量提供建议，以及关于各种定位技术（下巴皱褶）的教育。目前没有随机对照试验评估糖皮质激素或免疫抑制剂（疾病修饰抗风湿药物）对伴有吞咽困难的炎性肌病患者的疗效。然而，糖皮质激素仍然是治疗的主要手段。除糖皮质激素外，还可使用甲氨蝶呤、环孢霉素、硫唑嘌呤和环磷酰胺等免疫抑制剂。

该例患者就诊时已合并吸入性肺炎，为炎性肌病的治疗带来难度。在积极抗感染、预防再次误吸同时，经过糖皮质激素的治疗，患者肌酸肌酶恢复正常，但吞咽困难无改善，此时专业的康复训练发挥了积极的治疗作用。在激素进一步减量过程中，通过康复训练，患者的吞咽功能进一步改善，最终逐步恢复正常饮食。该例患者的治疗充分显示了多学科协作在风湿免疫性疾病中的重要作用。

病例14　反复全身皮疹、溃烂、疼痛5个月余

患者陈某，女性，34岁，广东云浮人。2020年3月就诊于中山三院风湿免疫科。

一、主诉

反复全身皮疹、溃烂、疼痛5个月余。

二、现病史及相关病史

患者于5个月余前无明显诱因开始出现腹部红色皮疹，粟粒状，伴瘙痒。至当地医院就诊，考虑"过敏性皮炎"，予药物治疗，症状无明显改善，皮疹范围逐渐增大增多，并累及后背、四肢，搔抓后渗血；出现双肩、双肘、双腕、双膝关节疼痛；双膝肿胀，活动受限，症状逐渐加重；全身皮疹反复破溃、渗液，愈后遗留瘢痕；伴乏力。4个月前外院就诊，查血常规：WBC 2.19×10⁹/L，HGB 95 g/L。ESR 25 mm/h。生化：ALT 92 U/mL，AST 138U/mL，ALB 25.4 g/L。类风湿三项、自身抗体均阴性。胸部CT平扫：双肺弥漫性病灶，多考虑血管炎肺部改变，需结合临床；除外ANCA，双侧胸腔积液。考虑"结缔组织病"，予激素、丙球等治疗（具体量不详）。出院后口服"强的松40 mg/d、环孢素软胶囊（25 mg早餐后、50 mg晚餐后）、纷乐200 mg bid"治疗，关节疼痛好转，但皮疹、乏力无明显改善，皮疹以胸背、双髋、双肘及双手指为甚，局部破溃，溃口大小约0.3～2 cm，疼痛明显，夜间为甚。为进一步系统诊治，遂至中山三院就诊，由门诊收治入院。自起病以来，患者精神一般，诉反复口腔溃疡，偶尔咳嗽、咳痰，活动后稍感气促，脱发明显，无发热、肌痛、肌无力，纳眠差，大小便正常。近期体重无明显变化。

患者既往体健，否认毒物放射性物质接触史。否认冶游史。否认吸烟史。否认饮酒史。

婚育情况：已婚，育有2女。父母健在，否认家族中有类似病患者，否认遗传病史、传染病。

病史采集的重点和临床启示

患者为青年女性，慢性病程，以全身多发溃烂性皮疹为主要表现。常见的皮疹原因为发疹性传染病，结缔组织病，血管炎，风湿热，银屑病，血液系统疾病如血小板减少性紫癜、淋巴瘤等，变态反应性疾病如湿疹、荨麻疹等。因此，病史询问主要围绕以上原因展开：

（1）皮疹的进一步询问：起病前的诱因、皮疹出现的部位、顺序、特征、随时间演变的过程、受影响的程度、相应的治疗和治疗后的变化等。

（2）询问全身一般情况及非特异症状：如有无发热、消瘦、乏力、关节疼痛等全身表现。

（3）询问有无骨关节表现：有无肌肉疼痛、关节肿痛、骨骼肌萎缩等。

（4）询问有无呼吸道病变的表现：如有无哮喘、变应性鼻炎等其他慢性过敏性疾病病史，患者气促出现的时间，咳嗽、咳痰情况。

（5）注意询问其他多系统损害表现：如有无心脏疾病、脑血管意外、进行性心力衰竭，近期出现的进行性肾功能不全、蛋白尿，不明原因腹痛、腹泻、血便等。

经病史采集和初步分析，患者慢性病史，皮疹、关节肿痛、咳嗽，存在多系统受累表现，考虑自身免疫性疾病、血管炎或血液系统肿瘤性疾病可能性大。

三、体格检查

体温 37.2 ℃，呼吸 18 次/分，血压 93/67 mmHg。神志清楚。颜面、躯干及四肢可见多处红色或暗红色皮疹，可疑 Gottron 征、V 型征，局部破溃，无明显渗液，可见多处色素沉着；技工手、雷诺现象。双肩、双肘、双腕、双膝局部压痛，活动稍受限。四肢肌力、肌张力正常。双下肢无水肿。双肺呼吸音减低，双下肺可闻及 Vecro 啰音。

体格检查的重点和临床启示

本例体格检查应重点注意：

（1）生命体征及一般项目。尤其注意体温、血压监测，呼吸、心率等。

（2）皮肤黏膜。注意皮疹特点。

（3）心肺体检。有无哮喘的相应体征、肺实变体征、心包积液体征等。

（4）肌肉骨骼系统。注意全身各关节有无肿胀、压痛，注意四肢肌力、肌张力情况。

　　通过查体发现患者指端血管炎性皮疹、可疑 Gottron 疹、V 型征，有技工手，高度怀疑皮肌炎相关皮疹。患者肺部听诊双下肺 Velcro 啰音，提示肺纤维化可能。通过查体，高度怀疑患者存在皮肌炎相关肺间质纤维化。

四、辅助检查

　　初步检查结果：

　　血常规：WBC 3.41×10^9/L，HGB 103 g/L。生化：ALT 74 U/mL，AST 41 U/mL，ALB 33.5 g/L。CK 235 U/L。胸部 CT 平扫：①双肺多发小结节，考虑炎性结节，建议定期（12 个月）随访复查；②双肺间质性肺炎并部分肺间质纤维化（不考虑病毒性肺炎）；③纵隔及双侧腋窝多发稍大淋巴结；④弥漫性重度脂肪肝。

　　进一步检查结果：

　　CMV – DNA 测定阴性。EBV – DNA 阴性。ANCA 四项：c – ANCA 弱阳性（±），PR3 38U/mL。痰细菌、真菌培养均阴性。ANA 1∶320 阳性颗粒型，抗 Ro – 52 抗体（+）。外送肌炎抗体谱示抗 MDA5 1∶100 阳性。KL – 6 738U/mL。痰细菌培养阴性。腹部彩超示重度脂肪肝、慢性胆囊炎。心脏彩超未见异常。甲状腺及颈部淋巴结彩超：甲状腺右叶囊肿；双侧颈部未见明显异常肿大淋巴结。腋窝淋巴结彩超：双侧腋窝见多个淋巴结；双侧腹股沟见多个淋巴结；腹腔肠系膜及腹膜后未见明显异常肿大淋巴结。24 小时动态心电图：窦性心动过速；24 小时心率变异性显著异常，心率减速率属于高风险。电子胃镜：慢性浅表性胃炎（胃窦）。肠镜：结肠镜检查未见异常；内痔。

辅助检查的重点和临床启示

　　初步检查时应着重注意：

　　（1）血常规、尿常规、生化全套、凝血功能、红细胞沉降率、CRP、胸部 CT、腹部 B 超等了解患者基本情况。

　　（2）肌酶、肌电图、肌肉影像学检查明确肌无力来源于肌肉病变。

　　（3）寻找肌肉病变的原因：乙肝、丙肝、梅毒、艾滋病毒、病毒、细菌、寄生虫、甲状腺功能、肌炎抗体谱检测、代谢性肌病相关基因检测，必要时可行肌肉活检，协助诊断。

　　（4）判断患者预后的检查：如肌炎抗体谱、KL – 6 等。

　　经查，该病例存在皮肌炎特异性抗体谱，胸部 CT 提示有间质性肺炎伴肺纤维化，考虑炎性肌病伴肺间质纤维化。患者抗 MDA5 抗体阳性，KL－6 升高，应警惕快速进展性间质性肺炎。

五、诊断

无肌病性皮肌炎伴肺间质纤维化（MDA5 阳性快速进展性间质性肺炎）。

六、治疗方案及转归

入院后予美卓乐 20 mg qd、环孢素软胶囊 75 mg bid＋纷乐 0.2 g bid 治疗，丹参注射液＋大株红景天注射液改善循环、波生坦改片善雷诺现象、抑酸、补钙等治疗。治疗过程中患者出现黑便，量约 200 mL，复查 Hb 降至 56 g／L，急诊胃肠镜未见明确出血糜烂灶。予禁食、PPI 持续泵入后好转。但患者气促进一步加重，床上活动受限。患者经济条件较差，予停用环孢素，改为注射用环磷酰胺 0.4 g 静脉滴注，每周一次。经 4 次环磷酰胺治疗后气促逐渐改善，皮肤溃烂部位结痂，无新发溃烂及皮疹。出院后患者规律予环磷酰胺治疗，糖皮质激素逐渐减量。现门诊随访 2 年，病情稳定，复查胸部 CT 肺纤维化无进展。

诊治小结和思考

该例患者是典型的 MDA5 相关性皮肌炎。MDA5（黑色素分化相关基因 5）抗体阳性的皮肌炎患者的特征性表现，其表现包括：发生于 Gottron 丘疹、Gottron 征、外侧甲襞和指腹处的皮肤溃疡；红色、疼痛性手掌斑疹和丘疹，主要位于指节折痕和手掌；明显的非瘢痕性脱发、口腔溃疡、关节炎；肌炎（发生率较低），发生进展性的风险较高，包括死亡率较高的快速进展型。在亚裔人群抗 MDA5 抗体与快速进展性肺间质病变高度相关，患者病情往往较重，对常规免疫治疗效果不佳，预后极差。既往的研究分析发现：抗 MDA5 阳性患者发生快速进展性间质性肺炎（RPILD）的风险比阴性者高 20 倍以上，42%～100% 的患者在发病后不久就会发生 ILD，且大多数患者呈快速进展型，迅速发展为呼吸衰竭。虽经积极呼吸支持及强化免疫抑制治疗，预后仍然极差，是本病最主要的死因。MDA5 导致的纵隔气肿，相对较少见。临床表现为突发呼吸困难加重，部分患者可有面颈部皮下积气，触诊有"握雪感"，目前认为出现纵隔气肿和预后不佳相关，病死率极高。约 1/4 无肌病皮肌炎患者并发纵隔气肿后 1 个月内死亡。相关文献报道，MDA5 阳性的皮肌炎患者半年内死亡率可高达 50%，早期发现、早期治疗使 5 年内死亡率下降 20% 左右。抗 MDA-5 抗体阳性的 ILD 患者通常进展迅速，大剂量糖皮质激素、环孢素、他克莫司和环磷酰胺常规治疗无效，通常需要免疫抑制联合治疗。上海交通大学医学院附属仁济医院南院风湿团队曾提出小分子靶向药物托法替布治疗抗 MDA5 阳性快速进展性间质性肺炎的方案。

　　本例患者因经济原因，环孢素、抗纤维化药物、JAK 抑制剂均难以坚持使用。我们采用最经典的治疗肺纤维化的药物环磷酰胺少量多次使用，患者取得不错的疗效，充分体现了个体化治疗的重要性及必要性。从完整的病史采集角度来看，该患者还可以完善 PET－CT、肺功能、KL-6 纤维支气管镜检查，以更好的排除肿瘤，评估肺部情况，患者因经济原因拒绝。在治疗方面，如患者经济条件允许，我们仍会按照目前的文献报道及推荐，在充分抗感染、抗纤维化条件下，酌情考虑丙种免疫球蛋白、血浆置换、环孢素、小分子靶向药物等治疗方案。该例患者受经济条件限制，很多药物无法配合使用，但我们用传统药物进行治疗，也发挥了非常好的疗效。

病例 15 双耳红肿 4 个月余，双下肢水肿、发热 10 余天

患者叶某，女性，64 岁。

一、主诉

双耳红肿 4 个月余，双下肢水肿、发热 10 余天。

二、现病史及相关病史

患者于 4 个月余前无明显诱因出现左耳前肿痛，逐渐延至耳郭，无畏寒、发热，无听力下降，无耳道流脓。于当地医院门诊就诊给予对症支持治疗，肿痛逐渐消退。随后右侧耳郭出现肿痛，再次就诊于当地医院，予抗病毒、激素口服等治疗，疗效欠佳。后于另一家医院就诊，查血常规示 WBC7.35×10^9/L，HGB101 g/L、NEUT%75%。胸片、心电图、双肾及肾上腺彩超未见明显异常。期间有发热，体温最高 38 ℃，无畏寒、寒战。曾有晕厥 1 次，伴有呕吐，予对症处理后缓解。住院期间给予抗病毒、激素及丙球等对症支持治疗，体温峰值下降，仍有低热。遂前往广州某医院皮肤科、中医科门诊就诊，给予"中药及头孢呋辛酯片"等治疗，体温逐渐下降至正常，但仍有双侧耳郭肿痛。20 多天前，患者右侧腹背出现水疱伴疼痛，被诊断"带状疱疹"，经抗病毒等治疗后水疱结痂干涸，偶有疼痛。10 余天前，患者出现双下肢水肿、发热，同时伴畏寒、寒战，经"拜复乐、布洛芬、利尿"等治疗后体温恢复正常，双下肢水肿消退。现患者偶有头晕，为求进一步诊治而来院。患者患病以来精神稍差、食欲不佳、睡眠可，大小便正常，无体重减轻。

病史采集的重点和临床启示

从症状上看，患者老年女性，慢性病程。主要表现在双侧耳郭受累，伴间歇发热。应考虑复发性多软骨炎、血管炎可能。因此病史询问应围绕软骨受累、血管炎的表现。

（1）询问全身一般情况及非特异症状：如有无发热、消瘦、乏力、关节

疼痛等全身表现。

（2）耳受累表现：受累部位、范围及其进展变化情况。听力及耳后组织受累情况。

（3）眼部受累：如有无视力下降、畏光、流泪、眼球变化等。

（4）鼻部受累：如有无鼻塞、鼻痂、鼻溢和鼻出血、嗅觉改变。

（5）大气道受累：有无声音嘶哑、失声、哮鸣、吸气期喘鸣、干咳、呼吸困难。

（6）关节受累：有无胸骨旁关节（胸锁关节、肋软骨关节、胸骨柄关节）有无肿胀、压痛。

（7）心脏受累：有无胸闷、心悸、气促、呼吸困难。

（8）神经系统受累：有无颅神经、周围神经以及脑血管受累表现。

（9）胃肠道受累：有无腹痛、腹泻、恶心、呕吐、吞咽困难。

（10）皮肤黏膜改变：有无皮疹、口腔溃疡、外阴溃疡。

经病史采集及初步分析，患者仅有发热、外耳郭受累表现，提示患者复发性多软骨炎（RPC）可能性大；患者有发热，不除外感染或血管炎可能。

三、体格检查

体温 36.8 ℃，心率 73 次/分，呼吸 16 次/分，血压 85/49 mmHg。神志清，对答切题。双侧耳郭红肿、压痛，无明显分泌物（图 1）。右侧腹背部可见沿神经走向的淡红色疤痕，无渗出、糜烂。皮肤无黄染，巩膜无黄染，肝掌征阴性，未见蜘蛛痣，无瘀点、瘀斑。各瓣膜区未及病理性杂音。双肺呼吸音清，双肺未闻及干湿啰音。腹平，腹壁静脉无显露，腹软、无压痛、无反跳痛。肝肋下未及，脾肋下未及。肠鸣音 4 次/分。双下肢轻度凹陷性水肿。扑翼样震颤阴性。

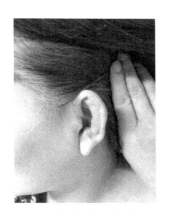

图 1　复发性多软骨炎耳软骨受累图片

体格检查的重点和临床启示

本例体格检查应重点注意：

（1）生命体征及一般项目。尤其注意体温监测、血压监测等。

（2）皮肤黏膜。注意皮疹、皮下结节、出血性皮疹（可为瘀点、紫癜或瘀斑）、口腔溃疡、生殖器溃疡等。

（3）头颅五官。尤其注意有无视力异常、鞍鼻，耳郭有无红肿、压痛，有无头晕等前庭功能受损表现。

（4）心肺体检。有无胸肋软骨肿胀、压痛。

（5）神经系统。有无痛觉、温觉、感觉、深感觉异常，有无肌力、肌张力、运动协调性检查异常。有无颅神经受累体征。有无脑出血、脑梗死早期症状或后遗症表现。

本例体格检查，进一步判断患者仅有发热、耳软骨受累，未见其他系统受累体征。提示复发性多软骨炎或血管炎可能性大。

四、辅助检查

初步检查结果：

白细胞总数 $10.28 \times 10^9/L$，中性粒细胞百分率 0.8，淋巴细胞绝对值 $1.53 \times 10^9/L$，中性粒细胞绝对值 $8.23 \times 10^9/L$，红细胞总数 $2.91 \times 10^{12}/L$，血红蛋白浓度 87 g/L，血小板计数 $350 \times 10^9/L$。尿常规：尿 WBC（3+），尿蛋白阴性，尿潜血（2+）。尿红细胞位相：异性红细胞 1000 个/μL。大便常规未见异常。PRO-BNP：335.2 pg/mL。生化：谷草/谷丙转氨酶比值 0.9，肌酐 102 μmol/L，总蛋白 57.7 g/L，白蛋白 29.6 g/L。C 反应蛋白 23 mg/L。血清降钙素原检测 0.057 ng/mL。红细胞沉降率正常。

进一步检查结果：

T-SPOT、抗核抗体、G 试验、呼吸道病原体九项、EB 病毒 DNA、巨细胞病毒 DNA 未见异常。血培养见大肠埃希菌。尿培养阴性。ANA、ENA 谱、ANCA 四项阴性。胸部 CT：左肺少量慢性炎症；右肺中叶、下叶少许纤维灶；右侧胸膜稍增厚；纵隔淋巴结钙化；主动脉硬化。腹部 B 超、心脏彩超未见明显异常。

辅助检查的重点和临床启示

初步检查时应着重注意：

（1）血常规、尿常规、生化全套、红细胞沉降率、CRP、炎症标记物等检查了解患者基本情况。

（2）引起耳软骨炎的病因筛查：如感染、血管炎、复发性多软骨炎的其他器官受累表现。

（3）必要时可行耳软骨活检获取病理学依据。

该患者经检查发现炎症指标明显升高，血培养中见到大肠埃希菌，考虑菌血症明确。未见血管炎的其他表现及复发性多软骨炎其他器官受累表现。

五、诊断

（1）复发性多软骨炎。
（2）带状疱疹后遗症期。
（3）大肠埃希菌血症。
（4）乙肝表面抗原携带者。

六、治疗方案及转归

予头孢哌酮钠他唑巴坦钠、恩替卡韦、伐昔洛韦片抗感染，甲泼尼龙、甲氨蝶呤、丙球调节免疫，并补钙、护胃，补充白蛋白等治疗，患者体温逐渐降至正常，耳郭红肿逐渐消退。出院后逐渐减少甲泼尼龙用量，患者无再发热、耳郭红肿。现予美卓乐 4 mg qd + MTX7.5 mg qw 维持治疗，病情稳定。

诊治小结和思考

患者为老年女性，慢性病程，有双耳软骨炎症状，不符合 1990 年美国风湿病协会肉芽肿性血管炎诊断标准。根据复发性多软骨炎改良 Damiani 标准的诊断流程，患者仅有双侧耳软骨受累，在积极抗感染治疗同时，予糖皮质激素治疗，患者对糖皮质激素治疗反应好，患者考虑复发性多软骨炎可能性大。在长达 2 年余的临床观察过程中，患者对激素和甲氨蝶呤反应良好，证实患者复发性多软骨炎诊断成立。

复发性多软骨炎的病因尚不清楚。尽管只有极少数明确的线索，但 RPC 似乎具有遗传易感性，与其他免疫异常相关疾病存在相似之处，并可能有多个激发事件，包括化学刺激、直接创伤和感染。RPC 是一种免疫介导的疾病，伴软骨结构及全身其他组织炎症，尤其是耳、鼻、眼、关节和呼吸道。约 1/3 的 RPC 患者合并存在另一疾病，通常是某种形式的系统性血管炎、结缔组织病（系统性自身免疫性风湿性疾病）或骨髓增生异常综合征。在不同患者中，RPC 的临床特征和病程差异很大。细微的早期表现经常在很长一段时间不可识别出。因此，经常在出现 RPC 的典型特征（如耳部炎症、鞍鼻畸形或软骨破坏的其他特征）后才做出诊断。耳部受累是最常见的特征，但其他解剖学区域和器官也可能受累，包括肋软骨、眼、鼻、气道、心脏、血管系统、皮肤、关节、肾脏和神经系统；还可能出现非特异性全身症状，例如乏力、不适和发热；RPC 也可表现为不明原因的发热。复发性多软骨炎的患者常见实验室检查异常，如炎症指标升高，但这些异常是非特异性的。所有复发性多软骨炎患者在开始治疗前，都应进行下列评估：①耳鼻喉科会诊。所有诊断为 RPC 的患者都应由耳鼻喉科医生进行检查。②基线肺功能测定。应行包含最大吸气和呼气流速－容量环的完整肺量计检查。③胸片。拍摄后前位和侧位 X 线平片。④心电图。应行心电图确定是否存在心肌病相关的心律失常。⑤肾功能和尿液分析。由于 RPC 与 ANCA 相关性血管炎存在关联，所以在诊断时必须对所有患者进行肌酐测定和尿液分析。⑥ANCA 系列检查。应对所有患者行 ANCA 检查。由于复发性多软骨炎相对罕见，妨碍进行随机试验来系统评估潜在药物治疗的有效性和安全性。因此，药物治疗方法主要基于病例系列研究、多病例报告和临床经验。对于耳或鼻软骨炎、关节炎，无重要器官受累的患者，我们建议在初始治疗时给予全抗炎剂量的非甾体抗炎药，一旦达到预期疗效，应以最低剂量和最短必要疗程治疗。对于规律使用 NSAID 后仍有耳或鼻软骨炎症状的患者，应考虑试用氨苯砜片、低剂量泼尼松或甲氨蝶呤。糖皮质激素的初始剂量取决于疾病严重程度。泼尼松 30～60 mg/d（或等效剂量的其他药物）分次给药对大多数患者有效。一旦疾病活动缓解，应逐渐减量至最低维持剂量，直至最终停药。不推荐对 RPC 患者采用隔日给药方案。如果病情危及生命或器官，包括出现眼、内耳、喉气管、支气管、心血管、肾或神经系统疾病患者，初始治疗取决于对疾病严重程度的评估。轻至中度疾病患者通常开始口服高剂量糖皮质激素，如果不足以控制病情，则添加第二种药物，通常是 MTX。若病情更严重，通常定义为危及生命或可能造成严重的器官和组织损伤，则首先使用糖皮质激素和另一种药物（通常是环磷酰胺）联合治疗。有关其他抗炎/免疫调节化合物潜在疗效的数据基本局限于个案报告和小型病例系列研究，如环孢素、来氟米特、吗替麦考酚酯、可溶性 TNF－α 受体（依那西普）或抗 TNF 抗体（如英夫利西单抗、阿达木单抗）、抗 IL－1 受体抗体（阿那白滞素）、抗 IL－6 受体抗体（托珠单抗），以及 T 细胞共刺激抑制剂（阿巴西普）。尚未证实利妥昔单抗有可靠疗效。

　　本例患者在未经激素、免疫抑制剂治疗前已出现带状疱疹、大肠埃希菌菌血症，提示患者抵抗力差，在积极抗感染及丙球支持下，加用激素及甲氨蝶呤治疗，患者症状改善迅速，未再次出现感染表现。在治疗原发病的同时，要积极防治药物不良反应，对有较多基础疾病的老年患者，注意预防感染。患者仅有耳软骨受累，如患者允许，应尽可能取得耳软骨病理活组织证据证实复发性多软骨炎。但该例患者拒绝行耳软骨活检，按照 Damiani 标准，仅有一个部位软骨受累，无组织学证据时，可进行诊断性糖皮质激素或氨苯砜治疗。患者经诊断性糖皮质激素治疗取得良好疗效，提示患者复发性多软骨炎可能性大，在长期临床随访过程中，病情稳定，最终证实复发性多软骨炎诊断成立。

病例 16　反复四肢乏力、酸痛 7 个月余

患者唐某，男性，34 岁，福建泉州人，于 2020 年 4 月就诊于中山三院风湿免疫科。

一、主诉

反复四肢乏力、酸痛 7 个月余。

二、现病史及相关病史

患者 7 个月余前无明显诱因出现四肢乏力、酸痛，以提重物及爬楼梯时明显，初未重视及诊治，症状持续无好转。5 个月余前，双下肢酸痛加重，无皮疹、口腔溃疡、脱发，无关节疼痛，无口干、眼干、雷诺现象。就诊于外院，查心肌酶谱：乳酸脱氢酶 360 U/L，肌酸激酶 1869 U/L，肌酸激酶同工酶 50.4 U/L。肌炎抗体谱十六项阴性。ANA 阴性。肌电图：①肌源性损害；②左尺神经、左股神经损害。左上臂三角肌活检：横纹肌组织示散在横纹肌细胞坏死伴灶性淋巴细胞聚集，并见少许多核巨细胞形成。诊断"多发性肌炎"可能。予"甲泼尼龙 80 mg（10 天后减至 40 mg）、甲氨蝶呤调节免疫，辅以补钙、护胃、改善循环"等治疗，肌肉酸痛好转、乏力改善，肌酸激酶降至正常。甲泼尼龙逐渐减量至 8 mg。4 个月前患者自行停药，停药后出现发热，体温最高达 39 ℃，无畏冷、寒战，无咳嗽、咳痰，无腹痛、腹泻，无尿频、尿急等不适，再次就诊于泉州市第一医院，考虑"多发性肌炎"复发。予甲泼尼龙 24 mg qd，补钙、护胃等治疗，体温降至正常。1 个月余前患者再次出现四肢乏力、肌肉酸痛，性质同前。时有低热，体温波动于 37.5 ～ 38 ℃，查乳酸脱氢酶 499 U/L，肌酸激酶 1354 U/L，肌酸激酶同工酶 85.7 U/L，继续予"甲泼尼龙 24 mg，补钙、护胃"等治疗，症状缓解不明显。为进一步治疗，就诊于中山三院，门诊拟"多发性肌炎"收住院。起病以来，患者精神、食欲、睡眠可，大小便正常。

既往有乙肝小三阳病史。

病史采集的重点和临床启示

患者青年男性，慢性病程，主要疾病特征为肌肉酸痛、肌酶升高。肌酸激酶偏高的原因，可能为肌肉疾病、神经肌肉病变和心脏疾病等，具体如下：

（1）肌肉疾病：因为肌酸激酶主要存在于肌肉内，本身肌肉疾病，比如各种肌炎，包括感染性肌炎和非感染性肌炎，肌肉本身发炎，肌肉细胞出现变性、坏死，肌酸激酶可能出现不同程度升高。此时肌酶升高可能达到横纹肌溶解的程度，即血肌酸激酶可能 > 10000 U/L，甚至 > 100000 U/L；

（2）神经肌肉病：如进行性肌营养不良或者脊肌萎缩、线粒体疾病，肌肉细胞基因突变，可能会出现肌纤维肥大，但是肌肉功能不良，在完善血生化时会发现肌酸激酶会升高；

（3）心脏疾病：如心肌损伤或者重症心肌炎，心肌细胞受损可以出现肌酸激酶升高，但此时一般以肌酸激酶同工酶升高为明显表现。

该患者主要表现为肌肉酸痛，肌电图提示肌源性损害，左尺神经、左股神经损害，因此病史采集主要集中在肌肉疾病和神经肌肉病方面。当然，心脏病变的相关病史也要注意。

（1）询问全身一般情况及非特异症状：如有无发热、消瘦、乏力、关节疼痛等全身表现，发热的特征及伴随症状。

（2）询问骨骼肌受累的表现：如有无对称性四肢近端肌无力，有无颈屈肌无力，有无吞咽困难、饮水呛咳、构音障碍、声音嘶哑。

（3）询问皮肤黏膜表现：如有无向阳性皮疹、Gottron 疹、技工手、甲周病变，有无皮肤萎缩、色素沉着、毛细血管扩张或皮下钙化，有无瘀点、瘀斑、紫癜，有无口腔黏膜溃疡。

（4）有无肺部受累表现：有无咳嗽、咳痰，有无气促、呼吸困难。

（5）有无心脏受累表现：如有无胸痛、胸闷，有无心悸、气促、呼吸困难，有无夜间阵发性呼吸困难、端坐呼吸等。

（6）神经系统受累表现：如有无感觉异常、运动障碍，有无颅神经受累表现，或者脑出血、脑梗死早期症状或后遗症表现。

（7）其他引起肌酶升高原因的临床表现：如肿瘤、感染相关、甲状腺疾病、药物毒物接触史等。

经病史采集和初步分析，该例患者主要考虑炎性肌病或肿瘤、感染相关肌炎。患者发热，需要考虑疾病本身所致，或治疗过程中合并感染可能。

三、体格检查

体温 37.5 ℃，心率 104 次/分，呼吸 20 次/分，血压 120/83 mmHg。BMI 27.5。神清，对答切题。全身皮肤未见皮疹，未扪及皮下结节。全身浅表淋巴结未扪及肿大。双侧听力正常。口腔黏膜完整，伸舌居中，咽无充血，双侧扁桃体无肿大。气管居中，甲状腺无肿大。双肺叩诊呈清音，双肺呼吸音稍粗，未闻及湿啰音。心脏听诊无特殊。腹软，未及压痛、反跳痛。肝脾肋下未及。双上肢肌力 5 级，双下肢肌力 4 级，无压痛。四肢关节无明显肿胀或压痛，无活动受限，浮髌试验（－），骨摩擦（－）。全脊柱无压痛、叩击痛。双下肢轻度凹陷性水肿。

体格检查的重点和临床启示

本例体格检查应重点注意：

（1）生命体征及一般项目：尤其注意体温监测、血压监测、神志、步态等。

（2）皮肤黏膜：注意皮疹、皮下结节，有无甲状腺肿大、触痛。

（3）心肺体检：有无间质性肺炎、心力衰竭等表现。

（4）肌肉骨骼体检：肌肉有无压痛、肌力有无下降，关节有无肿胀、压痛。

（5）神经系统：有无痛觉、温觉、感觉、深感觉异常，肌张力、运动协调性检查，有无颅神经受累体征，有无脑出血、脑血管意外等表现。

（6）有无感染、肿瘤相关临床表现：有无发热、体重下降、盗汗，有无呼吸系统、消化系统、泌尿系统等感染体征。

本例体格检查患者主要表现为低热、肌力下降，从一元论角度应重点考虑炎性肌病可能。

四、辅助检查

初步检查结果：

血常规＋网织红细胞：白细胞总数 $10.63 \times 10^9/L$，淋巴细胞绝对值 $1.33 \times 10^9/L$，血小板计数 $180 \times 10^9/L$，血红蛋白浓度 132 g/L。尿常规未见明显异常。大便常规三项未见异常。血播八项：乙肝病毒表面抗原 250 IU/mL，乙肝病毒 e 抗体 3 IU/mL，乙肝病毒核心抗体 10 U/mL。生化：谷丙转氨酶

74 U/L，碱性磷酸酶 32 U/L，总蛋白 53 g/L，白蛋白 34.8 g/L，球蛋白 18.2 g/L，磷 1.63 mmol/L。心肌酶谱：乳酸脱氢酶 441 U/L，磷酸肌酸激酶 447 U/L，α – 羟丁酸脱氢酶 376 U/L，磷酸肌酸激酶同工酶 29 U/L，肌红蛋白 159.7 ug/L，心型脂肪酸结合蛋白 19.7 ng/mL。体液免疫：免疫球蛋白 G 7.5 g/L，免疫球蛋白 M 0.36 g/L，C 反应蛋白 11.1 mg/L，血清总补体 52 U/mL。红细胞沉降率 2 mm/h。

进一步检查结果：

血清降钙素原检测 0.074 ng/mL。DNA 测定：EB 病毒 6.54 e2copies/mL。HBV（内标法）6.07^6 IU/mL。肿瘤三项：铁蛋白 408.5 ng/mL。1，3 – β – D 葡聚糖、肿瘤筛查组合未见异常。甲状腺功能正常。抗核抗体、ENA 谱 14 项未见异常。胸部 CT：①右肺结节，炎性，建议 CT 定期（1 年）随访复查。②双肺下叶炎症，以左肺下叶为著，建议抗感染治疗后复查。核素 PET – CT 全身：①双肺数枚小结节、部分代谢活跃，建议抗感染治疗后复查。②全身多发肌肉组织明显代谢活跃，符合多发肌炎影像表现，建议必要时左侧股外侧肌高代谢灶活检（约离膝关节 18 cm 处）。③轻度脂肪肝；右肾小囊肿可能性大；脾脏低密度结节、代谢未见异常，考虑良性病变可能性大（怀疑错构瘤）。④右侧髂外血管旁稍大淋巴结、代谢轻度活跃，考虑良性改变。腹部彩超：脂肪肝声像，肝脏无明显增大或缩小，肝内暂未见明显占位病变。胆囊超声检查未见明显异常。肝内外胆管未见扩张。因胃肠气体干扰，胰腺显示不清。脾脏超声检查未见明显异常。右肾囊肿。左肾超声检查未见明显异常。双侧输尿管未见明显扩张。膀胱超声检查未见明显异常。心脏彩超：静息状态下 EF60%，未见明显心脏形态学改变，未见明显异常血流，左室收缩功能正常。肌电图：可疑肌源性损害。病理：送检横纹肌组织（左大腿肌肉），部分肌纤维溶解、变性，横纹模糊，胞浆嗜碱性增强，核内移，可见核串联现象，间质大量淋巴细胞浸润，符合肌炎病理改变，需结合临床。分子病理结果：EBER（＋）。

辅助检查的重点和临床启示

初步检查时应着重注意：

（1）血常规、尿常规、生化全套、凝血功能、红细胞沉降率、CRP、胸部CT、腹部 B 超等检查了解患者基本情况。

（2）肌酶、肌电图、肌肉影像学检查明确肌无力是否来源于肌肉病变。

（3）寻找肌肉病变的原因：乙肝、丙肝、梅毒、艾滋病毒、病毒、细菌、寄生虫、甲状腺功能、肌炎抗体谱检测，代谢性肌病相关基因检测，必要时可行肌肉活检，协助诊断。

经查，该例患者肌酶轻度升高，肌电图提示肌源性损害，PET－CT 提示肌肉代谢增高。肌肉病理示肌萎缩，大量淋巴细胞损害，符合"多发性肌炎"诊断标准。仍要注意患者有无慢性感染所致可能。常见的引起慢性肌炎的感染包含病毒、寄生虫等，如埃可病毒感染、HIV、EB 病毒、CM 病毒等。该例患者外周血及肌肉病理均见 EB 病毒证据，考虑 EB 病毒感染所致可能性大。

五、诊断

慢性活动性 EB 病毒感染。

六、治疗方案及转归

该患者考虑经济原因，拒绝行异基因造血干细胞移植，在加用恩替卡韦基础上，继续予糖皮质激素及小分子靶向药物治疗，患者肌无力症状改善。1 个月后复查 CK 降至正常。随访 1 年，患者未见鼻咽及淋巴瘤表现。嘱患者继续小剂量激素及 JAK 酶抑制剂治疗。后续患者失访。

诊治小结和思考

患者青年男性，慢性病程，有肌无力症状，外院及中山三院多次查 CK 升高，肌电图示肌源性损害，PET－CT 示多发肌肉组织代谢活跃，未见恶性肿瘤征象，肌活检示横纹肌坏死并炎症细胞浸润，诊断"肌炎"明确。因患者外周血 EBV－DNA 阳性，肌活检病理 EBER 染色（＋），考虑诊断"慢性活动性 EB 感染"可能性大，目前文献报道见较多 EB 病毒模拟风湿免疫系统疾病可能。亦有多篇文献报道 EB 病毒相关性肌炎。

EB 病毒（Epstein－Barr virus，EBV）是一种广泛播散的疱疹病毒，通过易感者与无症状 EBV 排出者之间的密切接触而传播。EBV 是传染性单核细胞增多症的主要病原体，在几乎所有成年人中表现为持续终身的无症状感染，在某些患者中与 B 细胞淋巴瘤、T 细胞淋巴瘤、霍奇金淋巴瘤和鼻咽癌的发生有关。慢性活动性 EBV（chronic active Epstein－Barr virus，CAEBV）感染是一种罕见、危及生命的淋巴增生性疾病，可能涉及 B 淋巴细胞、T 淋巴细胞或 NK 细胞，表现为持续性 IM 样综合征和 EBV 病毒血症。症状包括发热、淋巴结肿大和肝脾肿大，以及肝功能检查异常和血细胞减少；还可以表现为发热、间质性肺炎、神经系统表现、皮疹等。未经治疗的 T 细胞 CAEBV 感染者常会出现 T 细胞浸润组织所致全身性器官病变、嗜血细胞性淋巴细胞增多、肝功能衰竭或冠状动脉瘤。CAEBV 对抗病毒治疗、干扰素、静注人免疫球蛋白和常规化疗无效，许多其他治疗已经尝试包括免疫抑制剂，如环孢素或皮质类固醇、自体 EBV 特异性细胞毒性 T 细胞、利妥昔单抗以及硼替佐米和更昔洛韦。在某些情况下，这些其他治疗导致全身性的短暂减少实验性异常改善的症状；然而，疾病最终会复发。目前证实 CAEBV 唯一有效的治疗方法是异基因造血干细胞移植。

病例17　进行性视力下降4年余

患者程某，男性，32岁。

一、主诉

进行性视力下降4年余。

二、现病史及相关病史

患者于2017年6月出现左眼视物模糊、眼球充血，当地医院考虑"角膜炎"对症治疗（具体不详），后好转。2017年12月逐渐出现双眼飞蚊症，以左侧为著，视力模糊较前加重，否认视物疼痛、视野缺损、头晕、头痛不适。就诊于当地医院，考虑"白塞病"。2018年1月至2018年2月予醋酸泼尼松片40 mg qd po，改善不明显。患者自行停药，停药后视力逐渐下降。2020年1月患者双侧视力下降为手动视力，仍有光感，当地医院考虑"白塞病、双眼白内障"。予局部治疗（具体不详），改善不明显。2021年2月为进一步诊治而来中山三院就诊。起病以来，患者常有口腔溃疡，每年大于3次，痛性，每次发作2～3个深大溃疡，持续一段时间可自行好转。无外阴溃疡，无腰背痛、关节肿痛，无皮疹、脱发、光过敏。精神、食欲、睡眠可，大小便正常。

病史采集的重点和临床启示

从症状上看，患者主要症状主要表现在眼部。葡萄膜炎常伴发于其他全身性疾病，尤其是感染和炎症性疾病，但也可作为单独的病变出现。根据炎症的病因，葡萄膜炎可分为4大类：感染如梅毒、艾滋病毒、新冠病毒、EB病毒、风疹病毒、弓形虫、结核等；全身性免疫介导性疾病，包括：全身炎性疾病如脊柱关节炎、结缔组织病、血管炎、复发性多软骨炎等；通常局限于眼部的综合征；伪装综合征，例如淋巴瘤、白血病或视网膜变性。因此，在病史询问方面，除了眼部表现外，还要追问患者感染、全身性炎性疾病、肿瘤等表现。

（1）眼部症状的进一步询问：眼部症状随时间演变的过程及对治疗的反应，如能获得当地医院眼科的就诊记录最好。

（2）询问全身一般情况及非特异症状：如有无发热、消瘦、乏力、关节疼痛等全身表现。

（3）询问有无全身炎症疾病的临床表现：如皮疹、黏膜病变、软骨受累、腰背痛。

（4）有无其他过敏史疾病病史：在系统性损害基础上发生的过敏性疾病，尤其值得注意。

经病史采集和初步分析，患者除眼部病变外，尚存在黏膜病变，提示患者并不是单独的眼部病变，可能存在感染或全身性免疫性疾病或伪装综合征。

三、体格检查

体温 36.7 ℃，心率 82 次/分，呼吸 16 次/分，血压 107/75 mmHg。神清，对答切题。颜面及胸背部散在痤疮样皮疹。皮肤和巩膜无黄染。左上颊部黏膜见一 0.5×0.8 cm 溃疡，表面被覆黄白色分泌物。全身浅表淋巴结未扪及肿大。双眼球结膜充血，未见滤泡。双侧听力正常。鼻黏膜充血明显，形态大致正常，鼻中隔无缺损，鼻窦区无压痛。气管居中，甲状腺无肿大。双肺叩诊呈清音，双肺呼吸音稍粗，未闻及湿啰音。心脏听诊无特殊。腹软，未及压痛、反跳痛。四肢肌力、肌张力正常。四肢关节无明显肿胀或压痛，无活动受限，浮髌试验（－），骨摩擦（－）。全脊柱无压痛、叩击痛。双下肢无水肿。

体格检查的重点和临床启示

本例体格检查应重点注意：

（1）生命体征及一般项目。尤其注意体温监测、血压监测等。

（2）皮肤黏膜。注意皮疹、口腔溃疡、外阴溃疡情况。

（3）头颅五官。尤其注意视力异常、视野异常、鼻咽部黏膜病变等。

（4）心肺腹体检。有无肺实变体征、心包积液体征、肾脏受累体征等。

（5）神经系统。有无痛觉、温觉、感觉、深感觉异常，有无肌力、肌张力、运动协调性检查异常，有无颅神经受累体征，有无脑出血、脑梗死早期症状或后遗症表现。

本例体格检查进一步判断患者有双眼视力下降伴口腔黏膜溃疡，病史较长，考虑良性病变可能性大，应警惕全身性炎症性病变或感染可能。

四、辅助检查

初步检查结果：

血常规、肝肾功能未见异常。心肌酶谱（七项）未见异常。体液免疫（七项）：补体3 1.650 g/L，补体4 0.330 g/L。CRP 2.4 mg/L。凝血四项：凝血酶原时间13.300 s，活化部分凝血活酶时间43.000 s。D - 二聚体0.22 μg/mL。

进一步检查结果：

乙肝、丙肝、梅毒、艾滋检测阴性。降钙素原检测（化学发光法）0.050 ng/mL。风湿二项：ASO 74 IU/mL，类风湿因子 <9.69 IU/mL。肿瘤筛查组合：（-）。结核菌感染T细胞检测两项（T-SPOT. TB）：A抗原38个，B抗原24个。单纯疱疹病毒抗体 IgM 阴性，CMV、EBVDNA 检测阴性。ANCA抗体、抗核抗体、ENA谱、抗心磷脂抗体三项：（-）。HLA - B27 阴性。胸部CT平扫＋增强：①双肺结节，炎性结节；②右肺中叶、左肺下叶少量炎症。CTA未见明确异常。腹部超声：轻度脂肪肝声像，肝脏无明显增大或缩小，肝内暂未见明显占位病变，其余无明显异常。双侧颈部血管超声：双侧颈部血管未见明显异常。双侧上肢动脉、静脉、双下肢动静脉、腹主动脉、下腔静脉及肠系膜上动静脉超声：未见明显异常。眼部超声：双眼玻璃体混浊，需结合临床；双眼晶体混浊。超声心动图：静息状态下未见明显心脏形态学改变。彩色多普勒检查未见明显异常血流，左室收缩功能正常。眼科会诊：患者右眼晶体可见色素沉着，双眼晶状体浑浊，眼底镜不入，建议完善眼底及双眼血管超声检查，待眼部情况稳定后手术治疗。胃镜＋肠镜未见溃疡。双眼血管超声检查示考虑眼底血管慢性病变。

辅助检查的重点和临床启示

初步检查时应着重注意：

（1）通过血常规、尿常规、生化全套、红细胞沉降率、CRP、炎症标记物等检查了解患者基本情况。

（2）眼科会诊了解眼部病变的情况。

（3）病原体检测筛查有无引起眼部病变的感染性因素，自身抗体及HLA - B27基因检测了解有无眼部病变的全身性因素。

（4）全身血管检查及胃肠镜检查了解血管炎症情况，胃肠有无溃疡。

经初步检查发现患者除结核菌素试验阳性外，未见全身多脏器受累表现，胸部 CT 未见活动性肺结核表现。进一步检查可着重眼科局部检查或溃疡部位活检，尽可能获取组织学证据。

五、诊断

贝赫切特病。

六、治疗方案及转归

在利福平 + 异烟肼二联抗结核治疗基础上予甲强龙 1 g ivdrip qd 冲击治疗 3 天后减量至 40 mg iv qd 治疗。冲击治疗后行超声引导下右侧颈内静脉置管术，予血浆置换 2 次，患者第 2 次血浆置换过程中出现过敏反应，视力无改善，拔除颈内静脉置管时观察到管腔附壁血栓，急查颈部超声见颈内静脉血栓。予克赛 6000 IU q12 h 抗凝治疗 1 周后，复查颈部血管 B 超示颈内静脉血流通畅。改口服拜瑞妥 10 mg qd 抗凝治疗。同时加用阿达木单抗 80 mg 治疗。患者视力无明显改善，但无新发口腔溃疡及葡萄膜炎，视力无进一步下降。现门诊规律予强的松 5 mg qd + MTX 10 mg qw + 阿达木单抗 40 mg q2w 治疗。

诊治小结和思考

裂隙灯检查和散瞳眼底检查可明确葡萄膜炎及其特征，而详细的病史采集和一般体格检查（特别关注葡萄膜炎的可能病因）将提供补充信息。确立病因可以帮助确定最合适的治疗。对于仅根据病史和体格检查病因不明的患者，有选择性的实验室检查可以帮助阐明病因。症状提示葡萄膜炎的患者，初始评估最重要的是获取详细的病史。当葡萄膜炎与全身疾病有关时，初始病史采集和体格检查时相关诊断即很明显。对于前葡萄膜炎患者，应询问脊柱关节炎（SpA）的特征，如：有无下背部痛，常发生于 45 岁之前，尤其是持续 3 个月以上的背痛；有无关节痛或肿胀，尤其是曾因为这些症状而就医；有无 SpA 家族史。对于先前病因不明的急性单侧前葡萄膜炎患者，如果对前两个问题中任意一个的回答为肯定（即，有背痛或关节痛），且随后检测显示 HLA－B27 阳性，则诊断 SpA 的特异性和敏感性均很高。病史采集还应询问 HIV 感染的危险因素。HIV 感染者发生一些感染性葡萄膜炎的风险增加，包括 CMV 视网膜炎。对于睫状体平坦部炎患者，在病史采集和体格检查中要尤其关注提示多发性硬化的特征，多发性硬化在这类患者中越来越多见。全葡萄膜炎患者的鉴别诊断包括贝赫切特综合征、Vogt－小柳－原田（VKH）综合征、结节病、交感性眼炎和感染。多达 80% 的 Behçet 综合征患者发生葡萄膜炎。该葡萄膜炎如不治疗，通常会致盲。

Behçet 综合征的大多数临床表现都被认为是由血管炎所致。在系统性血管炎中，Behçet 综合征的显著特点是能累及循环系统中所有血管（小、中、大），无论动脉还是静脉。Behçet 综合征患者的共同临床特征为通常痛性的复发性皮肤黏膜溃疡。该病的其他临床表现在不同患者和人群之间差异较大。男性患者的病情通常更为严重。最高并发症发生率和死亡率来源于眼部病变（累及多达 2/3 的患者）、血管病变（累及多达 1/3 的患者）以及中枢神经系统病变（10%～20% 的患者）。皮肤和关节表现常见。与其他血管炎相比，肾脏病变和周围神经系统受累较为罕见。提示可能为 Behçet 综合征的系统表现包括：眼部病变，尤其是前房积脓；全葡萄膜炎或视网膜血管炎；神经系统病变，包括特征性中枢神经系统器质性表现；血管病变，特别是肺动脉瘤、巴德－吉亚利综合征和脑静脉血栓形成；以及病态反应性表现。在 Behçet 综合征患者中，口腔溃疡也往往更频繁且更严重。生殖器溃疡对发现 Behçet 综合征更具特异性，但敏感性较低。尚无任何实验室检查可以确诊 Behçet 综合征，因此诊断基于临床表现。在没有其他系统性疾病的情况下，患者存在复发性口腔阿弗他溃疡（一年至少 3 次）且合并以下 2 个临床特征时，则诊断为 Behçet 综合征：复发性生殖器阿弗他溃疡（阿弗他溃疡或瘢痕形成）、眼部病变（包括前葡萄膜炎或后葡萄膜炎、裂隙灯检查发现玻璃体内细胞，或眼科医生观察到视网膜血管炎）、皮肤病变（包括与 Behçet 综合征相符的结节性红斑、假性毛囊炎、丘脓疱疹或痤疮样结节）。病态反应性试验阳性，判定方法为：使用 20G 细针斜刺入皮肤 5 mm，24～48 小时后出现 2 mm 或更大的丘疹，试验部位通常取前臂。2006 年 Behçet 病国际标准出台，但目前尚未被广泛接受。以下几种表现各有一个相应的分值，该标准要求总分达到至少 4 分才可诊断为 Behçet 综合征：生殖器阿弗他溃疡加 2 分，眼部病变（前葡萄膜炎、后葡萄膜炎或视网膜血管炎）加 2 分，口腔阿弗他溃疡加 2 分，皮肤病变（假性毛囊炎或结节性红斑）加 1 分，血管病变（浅静脉炎、深静脉血栓形成、大静脉血栓形成、动脉血栓形成或动脉瘤）加 1 分，神经系统表现加 1 分，病态反应性加 1 分。该例患者有眼部病变及口腔阿弗他溃疡伴深静脉血栓形成，符合 2006 年 Behçet 病国际标准。

贝赫切特综合征眼部病变应与擅长于评估和治疗葡萄膜炎的眼科医生协作管理，目标是诱导并维持缓解。Behçet 综合征的后葡萄膜炎（晶状体后葡萄膜的炎症）会对视力构成威胁，需要强化免疫抑制治疗。患者需使用大剂量糖皮质激素联合另一种免疫抑制剂。部分专家推荐初始治疗采用 TNF－α 抑制剂。对于初始治疗疗效不充分或就诊时有重度眼部病变的患者，我们采用单克隆 TNF-α 抑制剂（加大剂量糖皮质激素），最常为英夫利西单抗或阿达木单抗，联合口服 DMARDs，最常为硫唑嘌呤。严重眼病可定义为在 10/10 量表中视力下降大于 2 行和/或存在视网膜疾病（如视网膜血管炎或黄斑受累）。

　　该患者既往多次全葡萄膜炎反复发作，已严重影响患者长期的视力，经过积极地治疗，虽然疾病活动性下降，但疾病负荷累积的眼部损失不可逆转。因此，应尽早识别该病的眼部病变或血管、神经系统病变，早期诊断，早期治疗，避免不可逆的疾病负担。

病例18 肌酶升高10个月，发热3个月，身目黄染3天

患者彭某，男性，16岁，广东潮州市人，学生。2019年7月就诊于中山三院急诊内科，后由风湿免疫科、血液内科联合诊治。

一、主诉

肌酶升高10个月，发热3个月，身目黄染3天。

二、现病史及相关病史

患者10个月前（2018年9月）因"发作性四肢抽搐16天"于外院神经内科住院时发现肌酸激酶升高，无皮疹、肌无力、肌痛。血常规：WBC 1.88×10^9/L，中性粒细胞 1.09×10^9/L，淋巴细胞 0.55×10^9/L。心肌酶谱：CK 12250 U/L，CK－MB 987 U/L，LDH 1161 U/L。ALT 106 U/L，AST 229 U/L；ANA、dsDNA、ENA、CRP、ESR、血管炎三项未见异常。铁蛋白 1160 ng/mL。肺癌、肿瘤筛查、肿瘤三项、IL－6、尿常规、甲功五项、术前八项、流感筛查未见异常。辅助检查：腰椎穿刺术脑脊液压力、脑脊液常规、生化、脑电图，头颅 MRI＋MRA 未见异常。骨髓涂片示骨髓增生活跃，红系增生为主，巨核细胞不少，血小板易见。当地医院考虑肌炎，予"地塞米松 10 mg qd"静脉滴注治疗5天。复查血常规：WBC 4.04×10^9/L，CK 473 U/L，予出院，嘱患者风湿免疫科就诊。患者8个月前（2018年11月）于当地风湿免疫科复诊，查 WBC 1.95×10^9/L，LYM 0.350×10^9/L，NEUT 1.320×10^9/L。AST 296 U/L，LDH 1160 U/L，CK 14889 U/L，CK－MB 112 U/L，肌红蛋白 1359 μg/L。欧盟肌炎谱十六项未见异常；肌电图符合肌源性损害；PET－CT：① 全身躯干、四肢多处肌肉弥漫代谢轻度活跃，考虑肌炎可能性大，建议右侧大腿外侧肌肉活检；双侧面部皮肤小结节，代谢轻度活跃，考虑炎性病变可能性大。②鼻咽壁增厚，代谢活跃，考虑良性病变；双侧颈部、腋窝数个稍大淋巴结，部分代谢轻度活跃，考虑反应性改变。③双肺数个磨玻璃密度结节，代谢未见异常，考虑炎性结节可能，建议随访。④肝脏、脾脏增大，代谢未见异常，考虑反应性改变。送检活检横纹肌组织（左下肢肌肉）：骨骼肌纤维大小

不一，部分肌纤维萎缩，少数肌纤维坏死伴吞噬，未见肌纤维胞浆内脂滴或糖原空泡，未见破碎红纤维或镶边空泡，未见束周萎缩或成群萎缩，肌束膜及肌内膜纤维组织增生不明显，局部炎症细胞聚集浸润，并见炎症细胞围绕非坏死肌纤维。符合肌源性损害，考虑炎性肌病。MGT、NADH、SDH/COX 双染、PAS、油红 O、ATP、MHC - I、补体表达正常；CD4、CD8、CD20：少数阳性细胞；Dys - 1/2/3 阳性，表达均匀、连续。肌营养不良相关基因检测：未见异常。（骨髓）送检骨髓穿刺：考虑为增生稍活跃骨髓象，未见确切白血病及淋巴瘤累及骨髓证据，需结合临床。心脏彩超：二尖瓣反流（轻度），三尖瓣反流（轻度），肺动脉高压（轻度），左室功能正常。予甲强龙40 mg qd 静脉滴注一周、改用 30 mg qd 静脉滴注一周后，复查 WBC 4.95 × 10⁹/L，AST 148.0 U/L，ALT 125 U/L，LDH 596 U/L，CK 199 U/L。调整用药为美卓乐2 片每天口服及甲氨蝶呤 10 mg qw 出院。5 个月前，患者外院复查 WBC 2.85 × 10⁹/L，LYM 0.670 × 10⁹/L，NEUT 1.730 × 10⁹/L，ALT 155 UL，AST 120 U/L，LDH 496 U/L，CK 376 U/L。未调整用药。3 个月前，患者诉口干、右前臂曲侧发红、肿胀，偶有发热，最高体温37.8 ℃，可自行退热。行唇腺活检示送检涎腺组织，小叶结构尚存，部分区域腺泡数量稍减少，间质内较多浆细胞、淋巴细胞浸润并聚集（>50 个细胞灶）。未调整用药。

6 天前，患者停药，改服中药（具体成分不详）3 天后出现发热，最高体温 39.4 ℃，为稽留热，伴身目黄染、双下肢水肿、结膜出血，转入中山三院。患者既往体健。生于广东省，于原籍长大，在原籍生活，中学文化程度。否认糖尿病、冠心病等慢性疾病史，否认肝炎、肺结核等慢性传染性疾病史，否认重大手术外伤史，否认食物药物过敏史，否认输血史，免疫接种史不详。否认毒物放射性物质接触史，否认冶游史，否认吸烟、饮酒史。

病史采集的重点和临床启示

从病史来看，患者最突出的特点是在此次停药前，症状轻；实验室检查发现血常规白细胞低及肌酸激酶明显升高；对激素敏感，用足量激素几天后白细胞及肌酸激酶迅速改善；病程中曾有一些自身免疫性疾病的常见表现如一过性的抽搐、口干、前臂皮疹出现，但对生活的影响很小，未予注意。患者随访频次少。此次停用激素后迅速出现稽留热、身目黄染等表现。在病史采集方面，需进一步追问患者起病以来的以下表现：

（1）神经系统症状的进一步询问。抽搐的诱因、发病情况、症状特点。询问有无其他感觉、运动异常，如有无深感觉异常，肌张力、运动协调性异常相关症状。还应了解有无外周单发多神经炎及其继发的运动障碍、感觉异常，如足下垂、麻木、浅感觉减退等。有无颅神经受累表现，或者脑出血、脑梗死早期症状或后遗症表现。有无精神异常，如躁狂、抑郁、木僵等。

（2）询问全身一般情况及非特异症状。如有无消瘦、乏力、关节疼痛等全身表现。

（3）询问前臂皮疹特点。重点了解是否为红色斑丘疹、出血性皮疹（可为瘀点、紫癜或瘀斑）、皮肤或皮下结节、网状青斑、结节性红斑等，其他部位有无向阳疹、Gottron 征、披肩征、V 型征、雷诺现象等。

（4）询问有无骨关节表现。有无肌肉疼痛、关节肿痛、骨骼肌萎缩等。

（5）询问有无呼吸道病变的表现。如有无咳嗽、咳痰、咯血等。

（6）注意询问其他系统损害表现。如有无心脏疾病、脑血管意外、进行性心力衰竭，近期出现的进行性肾功能不全、蛋白尿，不明原因腹痛、腹泻、血便等。

（7）有无肝炎病史，有无毒物、特殊药物接触史。

经病史采集和初步分析，患者为青少年男性，急性起病，慢性病程，抽搐，颜面水肿，皮疹，WBC 减少，肌酶升高，存在皮肤、神经、肌肉、血液系统多系统受累。以肌酶升高查因为切入点：常见肌酶升高的原因包括神经源性肌病（运动神经元损伤的体征，不对称的肌无力、神经萎缩，肌电图示神经源性损害、CK 轻度升高）、神经肌肉接头障碍所致肌病（如重症肌无力、肌源性肌病）。患者肌电图及肌活检提示为肌源性肌病。患者起病前无药物、毒物接触史，排除药物或毒物所致肌病。肌活检及肌营养不良基因筛查排除了代谢性肌病、线粒体肌病、内分泌性肌病及萎缩性肌病可能。考虑炎性肌病尤其是多发性肌炎可能性大。患者此次停药后突然发热、黄疸、水肿明显，需要采集患者消化系统症状如恶心、呕吐、腹痛、腹泻、肝性脑病、呕血、黑便等情况，以及有无呼吸系统、泌尿系统等感染的情况。

三、体格检查

体温 39.5 ℃，心率 114 次/分，呼吸 25 次/分，血压 123/83 mmHg。神清，对答切题。身目黄染、双侧睑结膜充血水肿。全身皮肤未见皮疹，未扪及皮下结节。全身浅表淋巴结未扪及肿大。双侧听力正常。口腔黏膜完整，伸舌居中，咽无充血，双侧扁桃体无肿大。气管居中，甲状腺无肿大。双肺叩诊呈清音，双肺呼吸音稍粗，未闻及湿啰音。心脏听诊无特殊。腹软，未及压痛、反跳痛。肝肋下 1 横指，无压痛、反跳痛。四肢远端肌力 5 级，无压痛。四肢关节无明显肿胀或压痛，无活动受限，浮髌试验（－），骨摩擦（－）。全脊柱无压痛、叩击痛。双下肢轻度凹陷性水肿。

体格检查的重点和临床启示

本例体格检查应重点注意：

（1）生命体征及一般项目：尤其注意体温监测、血压监测、神志、步态等。

（2）皮肤黏膜：注意皮疹、皮下结节。

（3）心肺体检：有无间质性肺炎、心力衰竭等表现。

（4）肌肉骨骼体检：肌肉有无压痛，肌力有无下降，关节有无肿胀、压痛。

（5）神经系统：有无痛觉、温觉、感觉、深感觉异常，有无肌张力、运动协调性异常，有无颅神经受累体征，有无脑出血、脑血管意外等表现。

本例体格检查主要表现为肝脏病变。血液系统、肌肉神经系统未见明确定位体征。提示患者病情复杂隐匿。

四、辅助检查

入院后完善相关检查，外周血常规：WBC 2.02×10^9/L，Hb 103 g/L，PLT 94×10^9/L。生化：ALT 193 U/L，AST 161 U/L，ALB 21.2 g/L，TBIL 129.38 μmol/L，IBILI 28.8 μmol/L，总胆固醇 2.390 mmol/L，甘油三酯 3.550 mmol/L。尿常规：胆红素（3+）。凝血四项：Fib 0.6 g/L。心肌酶谱：CK 480 U/L，LDH 930 U/L。流感 A+C 阴性。常规心电图：窦性心动过速。肝胆脾胰彩超：肝脏增大，胆囊壁水肿增厚，胆囊腔显示不清；肝内外胆管未见扩张。脾增大，脾门静脉扩张；少–中量腹水。胸部螺旋 CT：双肺炎症，双侧少量胸腔积液；纵隔及双侧腋窝多发稍大淋巴；少量腹水。

辅助检查的重点和临床启示

初步检查时应着重注意：

（1）通过血常规、尿常规、生化全套、凝血功能、红细胞沉降率、CRP、胸部 CT、腹部 B 超等检查了解患者基本情况。

（2）患者有发热、脾脏肿大、血细胞减少（累及外周血≥2/3 系）、高甘油三酯和（或）低纤维蛋白原血症，高度提示患者可能存在噬血细胞综合征。即刻完善骨髓穿刺活检术。血液室回报见大量噬血细胞。

（3）积极寻找噬血细胞综合征的病因：感染、肿瘤、自身免疫性疾病。患者 PCT、真菌 D、GM 试验阴性。血常规嗜酸性粒细胞绝对值及比例均不高，未见明显细菌、真菌、寄生虫感染灶。外院近期 PET-CT 未见明确肿瘤病灶。自身免疫性疾病方面，目前考虑肌炎可能性大，但患者发病年龄小、对糖皮质激素敏感，短时间使用激素肌酶下降明显，且无肌无力、肌痛表现，不符合常见多发性肌炎、皮肌炎的特点。EBV-DNA 定量 8.47 e4copies/mL。患者家属携当地唇腺活检及肌肉活检病理片，行 EBER 染色（+）。（图 1）

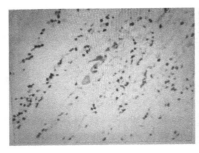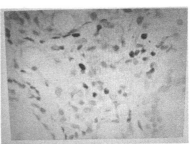

图 1　肌肉组织及唇腺组织 EBER（+）

五、诊断

患者有发热、肝脾淋巴结肿大、血液细胞受累，有明确的 EB 病毒血症及受累组织的 EBER 原位杂交染色阳性，排除了肿瘤性疾病及免疫缺陷性疾病所致发热、肝脾淋巴结肿大、血液系统受累，符合 2005 年 Okano 提出的慢性活动性 EB 病毒感染诊断标准。患者目前已达到噬血细胞综合征的诊断标准。

六、治疗方案及转归

后续联合血液内科给予足量糖皮质激素、环孢素、VP16 治疗，患者血常规三系进行性下降，患者家属联系北京某教授转院进一步治疗。5 天后，患者家属告知患者因病逝。

诊治小结和思考

本例以白细胞减少、肌酸激酶升高为主要特点的慢性活动性 EB 病毒感染。慢性活动性 EBV（chronic active Epstein-Barr virus, CAEBV）感染是一种罕见、危及生命的淋巴增生性疾病，可能涉及 B 淋巴细胞、T 淋巴细胞或 NK

细胞，表现为持续性 IM 样综合征和 EB 病毒血症。症状包括发热、淋巴结肿大和肝脾肿大，以及肝功能检查异常和血细胞减少。EBV 几乎可感染任何器官系统，可伴有多种不同的疾病表现，例如肝炎或胆汁淤积、肺炎、胸腔积液、心肌炎、胰腺炎和非结石性胆囊炎、肠系膜淋巴结炎、肌炎、急性肾衰竭、肾小球肾炎、胃假性淋巴瘤、生殖器溃疡、神经系统受累。该病临床表现异质性大，部分患者因多器官多系统受累，可能会被误诊为风湿免疫学疾病如系统性红斑狼疮、血管炎、肌炎等。

本例患者外周血 EB 病毒复制量大，肌肉及唇腺病理组织中 EBER 染色阳性，结合患者反复肌酸激酶升高、白细胞低、发热、肝脾肿大，诊断 CAEBV明确。在既往的治疗中，患者对糖皮质激素的治疗是非常敏感的。不幸的是，患者自行停药后病情进展迅速，快速发展成噬血细胞综合征，最终一个非常年轻的生命因抢救无效去世。

该例患者留给我们的思考很多，作为风湿免疫科医生，应尽量避免局限于专科疾病的思维。感染性疾病、副肿瘤综合征、免疫检查点等往往也可能存在多系统多器官受累，甚至完全符合自身免疫性疾病或血管炎的临床表现。我们要善于捕捉病程中的蛛丝马迹，多维度辨证。该例患者无肌痛、肌无力临床表现，使用糖皮质激素后肌酸激酶下降的特点与我们常见的炎性肌病不符，提示我们应积极探寻导致肌酸激酶升高的其他原因。对于患有非典型多发性肌炎的患者，建议仔细调查隐藏的 CAEBV。

病例 19 反复皮疹 2 年，烦躁、易怒 1 个月

患者张某，女性，29 岁。

一、主诉

反复皮疹 2 年，烦躁、易怒 1 个月。

二、现病史及相关病史

患者 2 年前双手受冻后出现散在多发冻疮样皮疹，可自行消退，上述症状反复出现，后逐渐出现双侧肘关节伸面红斑。无光过敏、口腔溃疡、关节痛、泡沫尿、脱发，无头晕、头痛、意识障碍，未予重视。2 月余前，无明显诱因出现反复发热，体温最高 39 ℃，伴咳嗽，痰咳不出。到外院就诊，检查发现白细胞降低，ANA、dsDNA 抗体阳性，补体下降，考虑诊断系统性红斑狼疮，患者未予重视。4 周前，无明显诱因出现精神异常，烦躁、易怒、睡眠障碍，记忆力减退，伴有被害妄想。3 周前，突发四肢僵直、意识丧失、呼之不应，无牙关紧闭、手足抽搐、大小便失禁，持续 3 分钟后可自行恢复，事后不能回忆。外院查 CT 提示：蛛网膜囊肿，双肺多发结节。予对症治疗，症状无明显改善，出现发热，体温最高 38.7 ℃，无畏寒、寒战，无咳嗽、咳痰，无腹痛、腹泻，无尿频、尿急、尿痛。查血常规示：白细胞 1.93×10^9/L，血红蛋白 84 g/L，血小板 181×10^9/L。ESR 38 mm/h。抗双链 DNA 抗体、抗 Sm 抗体、抗 U1 - snRNP、抗核糖体抗体、抗 SSA/Ro60 抗体、抗 SSA/Ro52 抗体阳性。抗中性粒细胞胞浆抗体谱三项、抗磷脂综合征四项、狼疮抗凝物未见异常。行腰椎穿刺术，脑脊液压力 115 mmH_2O，脑脊液常规、生化无异常，脑脊液培养提示表皮葡萄球菌，考虑标本污染。头颅 MR：左侧顶叶脑白质慢性缺血变性灶，左侧颞部蛛网膜下腔见一 31.5 mm × 15 mm 囊性灶，脑动脉未见异常。予 1.0 g 激素、静注人免疫球蛋白 20 g 每天冲击治疗，3 天后激素逐渐减量至 80 mg 静脉滴注，每天给予环磷酰胺治疗（累及剂量 1.8 g）。患者无再发热，但精神异常较前加重。为进一步诊治收入我科。患者起病以来，精神异常，睡眠障碍，胃纳正常，二便正常，体重下降 1.5 kg。

病史采集的重点和临床启示

该患者于 2 个月前存在发热、白细胞下降、补体下降、自身抗体阳性，诊断系统性红斑狼疮明确。此次主要出现烦躁、易怒、记忆力下降、睡眠障碍、妄想、意识障碍等精神神经系统表现。精神病是许多精神障碍的特征，但也可能是物质使用或基础躯体疾病的一种表现。精神病的常见或重要病因包括：①原发性精神病性障碍，包括精神分裂症、分裂情感性障碍、精神分裂样障碍、短暂精神病性障碍和妄想障碍。②躯体疾病导致的精神病，包括躯体和神经系统疾病、感染性或炎症性疾病、内分泌疾病或其他全身性疾病。有时，精神病性症状会见于谵妄时。肝脏和肾脏疾病，例如肝性脑病和尿毒症性脑病。感染性疾病，例如梅毒、单纯疱疹性脑炎、朊粒病。炎症性疾病或脱髓鞘疾病，例如自身免疫性脑炎、系统性狼疮脑炎、多发性硬化。神经退行性疾病或神经系统疾病，例如路易体痴呆、亨廷顿病、阿尔茨海默病。代谢性疾病，例如急性间歇性卟啉病或肝豆状核变性。③物质或药物所致精神病性障碍，许多处方药和违禁物质可诱发短暂精神病性症状。因此在病史采集方面要注意：

（1）患者精神神经症状发作的特点、演变、对治疗的反应。

（2）询问全身一般情况及非特异症状：如有无发热、消瘦、乏力、关节疼痛等全身表现。

（3）询问有无皮肤症状：重点了解有无红色斑丘疹、出血性皮疹（可为瘀点、紫癜或瘀斑）、皮肤或皮下结节、网状青斑、眶周红斑等。

（4）询问有无骨关节表现：有无肌肉疼痛、关节肿痛、骨骼肌萎缩等。

（5）注意询问其他多系统损害表现：如有无心脏疾病、肝衰竭、肾功能不全、脑血管意外表现。

（6）精神性疾病或神经性疾病的家族史，既往有无类似发作，有无药物、毒物接触史。

经初步病史采集，患者目前主要表现为精神症状，提示我们应专注寻找患者出现精神症状的病因：系统性红斑狼疮的临床表现之一抑或合并了精神性疾病、颅内感染、肿瘤等。

三、体格检查

体温 37.1 ℃，心率 82 次/分，呼吸 16 次/分，血压 104/73 mmHg，神志淡漠，无应答，查体配合。全身未见皮疹。甲床及眼睑稍苍白。皮肤和巩膜无黄染。全身浅表淋巴结未扪及肿大。口腔未见溃疡、龋齿。双肺叩诊呈清音，双下肺呼吸音稍粗，未闻及湿啰音。心脏听诊无特殊。腹软，未及压痛、反跳痛。双下肢远端肌力 5 级，双下肢远端皮肤不同程度浅感觉减退。四肢关节无明显肿胀或压痛，无活动受限，浮髌试验（－），骨摩擦（－）。全脊柱无压痛、叩击痛。双下肢无水肿。

体格检查的重点和临床启示

本例体格检查应重点注意：

（1）生命体征及一般项目。尤其注意体温监测、血压监测、神志、步态等。

（2）皮肤黏膜。注意皮疹、黏膜溃疡等。

（3）头颅五官。尤其注意有无视力异常、视野异常、鼻咽部黏膜病变等。

（4）心肺体检。患者经过大量激素冲击治疗，注意有无感染征象。

（5）神经系统。有无痛觉、温觉、感觉、深感觉异常，有无肌力、肌张力、运动协调性异常，有无颅神经受累体征，有无脑出血、脑梗死早期症状或后遗症表现。

本例体格检查进一步判断患者目前病情集中在精神系统，未见皮肤黏膜、关节、肾脏、肺部、腹部、心脏受累表现，无神经系统受累体征，考虑感染或肿瘤可能性较小。

四、辅助检查

初步检查结果：

血常规：WBC 4.81×10^9/L，HGB 84 g/L，PLT 197×10^9/L，LYM 0.6×10^9/L，FER 879.68 ng/mL。生化 AST 36 U/L，ALT 64 U/L，LDH 334 U/L，HBDH 308 U/L，Cr 73 μmol/L。大便常规：S－HB 阳性（＋），S－TF 阳性（＋）。体液免疫：IgG 48.20 g/L，IgA 3.13 g/L，IgM 0.54 g/L，C3 0.84 g/L，C4 0.04 g/L，CH50 33 U/mL。ESR 114 mm/h。狼疮四项：ANA 阳性 1：1280 核仁＋胞浆型，抗 dsDNA 抗体 286 U/mL，补体 C1 q 抗体 15 U/mL，抗 SmD1 抗体 89U/mL。ENA 谱：Ro60 阳性（＋），Ro52 阳性（＋），抗 PO 弱阳性（±）。尿微量白蛋白肌酐比例 42.29 mg/g，mALB 29.3 mg/L，mAlb/Cr 4.78 mg/mmol。24 小时尿蛋白定量：0.066g/24h。真菌 D 葡聚糖 130.401pg/mL。直接抗人球蛋白试验（＋）。凝血四项、D－二聚体、C 反应蛋白、血播八项、肿瘤筛查组合 1、抗心磷脂抗体三项、APS 三项、RA 四项、尿蛋白、T-SPOT、糖化血红蛋白测定未见异常。心电图：①窦性心律；②完全性右束

支传导阻滞。胸部 CT：①双肺散在结节，部分为磨玻璃密度结节，考虑为炎性结节，建议抗感染治疗后复查或定期（6～12 个月）复查除外其他；②双下肺炎症；双背侧胸膜稍增厚；③双侧腋下散在稍大淋巴结，需结合临床。心脏彩超：EF 64%，PASP 24 mmHg；静息状态下未见明显心脏形态学改变；彩色多普勒检查未见明显异常血流；左室收缩功能正常。腹部彩超未见异常。

进一步检查结果：

头颅 MR：①左侧颞极蛛网膜囊肿；②头颅 MRA、MRV 未见明确异常；③DTI 未见明显异常；④右侧筛窦黏膜下囊肿。（图 1、图 2）。腰椎穿刺术脑脊液常规、生化、一般细菌培养、隐球菌涂片未见异常。脑脊液二代测序未见病原体。

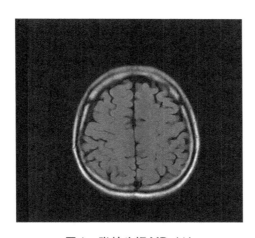

图 1 张某头颅 MR（1）

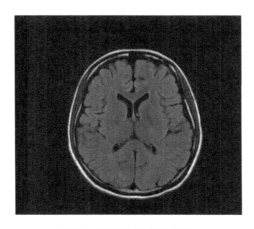

图 2 张某头颅 MR（2）

辅助检查的重点和临床启示

初步检查时应着重注意：

（1）通过血常规、尿常规、生化全套、红细胞沉降率、CRP、炎症标记物等检查了解患者基本情况。

（2）神经系统影像学检查，有利于了解有无中枢神经系统的占位或炎性病变。

（3）腰椎穿刺术脑脊液检查有助于了解精神症状病因。

经查，患者除多项自身抗体阳性及中度贫血、淋巴细胞绝对值偏低、胸部可疑炎症外，并未见较多异常结果。提示患者原发精神症状或神经精神性狼疮可能性大。

五、诊断

系统性红斑狼疮。

神经精神性狼疮（NPSLE）。

六、治疗方案及转归

考虑患者淋巴细胞绝对值较低，胸部 CT 提示可疑肺部炎症，外院已进行过激素 + 丙球冲击治疗，在加用复方磺胺对甲氧嘧啶片基础上，予甲强龙 40 mg qd、鞘内注射地塞米松磷酸钠注射液 10 mg + MTX 10 mg 一次。患者配合情况下行 3 次血浆置换术。患者神志好转，能对答，记忆力恢复。规律于门诊行环磷酰胺治疗。现予强的松 10 mg iv qd + 硫酸羟氯喹片 0.1 g tid + 甲氨蝶呤 10 mg qw 治疗，病情稳定。

诊治小结和思考

本例年轻患者初始以皮疹起病，近期出现精神症状，短期内病情进展迅速，最终得以确诊并有效治疗，其关键环节在于充分的鉴别诊断。神经精神事件可发生在 SLE 诊断之前、同时或之后。但大多数事件伴有其他 SLE 疾病活动，并在临近 SLE 诊断时发生。SLE 患者出现神经系统症状是独特的临床挑战。有些神经系统或精神症状由 SLE 引起，有些是共存疾病，还有一些与治疗的并发症相关。因此，鉴别诊断通常广泛，涵盖重度疾病、致失能疾病、致命性疾病及自限性疾病。虽然将神经系统症状归因于 SLE 可能会影响疾病修正治疗的决策，但及时识别 SLE 的神经精神共病也有助于恰当对症治疗。无论神经精神症状是由 SLE 所致还是共存疾病，都会损害 SLE 患者的生存质量。对于神经精神性 SLE 的大多数表型表现，生物标志物或诊断性检查的特异性均不足以判断神经系统症状是否由 SLE 引起。诊断 NPSLE 往往需要严格排除其他原因。应详细采集病史，实施全面的体格检查（包括酌情实施有假设依据的神经系统检查和精神状态检查），并确定病变的神经解剖部位。应根据临床综合征的定位及特征来指导鉴别诊断和检查策略。

　　与 SLE 直接相关的神经系统并发症，其发病机制随具体的综合征而异，且不是在所有情况下都完全清楚。现已提出炎症和非炎症机制：一些神经系统综合征明显是由原发性炎症引起；致病性自身抗体、细胞介导的炎症和细胞因子介导的机制都已被提出。神经炎症综合征的例子包括脊髓炎、视神经炎、无菌性脑膜炎，以及与脑脊液细胞增多相关的一些急性精神错乱状态和精神病发作。已提出几种可能的生物标志物，包括多种细胞因子、趋化因子及其他炎症标志物，其与 SLE 疾病活动的关联不一。除了水通道蛋白 4 抗体和抗磷脂抗体外，大多数标志物尚未可靠地转化为临床应用，也尚未广泛用于临床诊断。一些自身抗体与多种神经系统综合征相关，例如与 N－甲基－D－天冬氨酸受体（NMDRR）NR2 亚基（尤其是 GluN2A 亚基）发生交叉反应的抗 DNA 抗体，该抗体可能在认知障碍和急性精神错乱状态的发病机制中发挥作用。这些抗体不同于引起抗 NMDAR 抗体脑炎的 NR1 亚基抗神经元自身抗体，抗 NMDAR 抗体脑炎与 SLE 无关，但可作为罕见的共存疾病。虽然一些报告记录了抗 U1 核糖核蛋白抗体和抗核糖体 P 蛋白抗体，但这些抗体对引发神经系统疾病的作用不明。血管疾病可介导一些神经系统并发症。CNS 血管炎并不常见。更常见的是非炎症性血管病变，其可能描述为累及小血管（微动脉和毛细血管）的破坏性或增生性透明样病变。研究表明，血脑屏障功能障碍可能促使细胞因子和自身抗体病理性进入 CNS，导致非炎症性血管病变伴罕见的炎症性浸润。血脑屏障功能障碍的原因较多，包括免疫复合物沉积、炎症细胞因子、吸烟和高血压。某些情况下，血管病变也与高血压和慢性肾脏病有部分关联。

　　鉴别系统性红斑狼疮患者的精神症状原因主要包含狼疮本身引起、药物毒性作用尤其是大剂量糖皮质激素的使用、电解质异常或肝肾功能衰竭、感染、脑血管意外等。应进行仔细的病史采集和体格检查，包括回顾用药史，以识别糖皮质激素等可能诱导神志改变的药物。实验室检查，以识别代谢紊乱和感染。初始实验室检查应包括电解质、BUN、肌酐、肝功能检查、全血细胞计数、促甲状腺素、氨、尿液分析，并考虑行血清和尿液毒理学测试。应行血培养和尿培养。神经影像学检查，包括在急性期实施脑部 CT，以评估脑卒中或出血情况。如果不能迅速确定病因，应行 MRI 检查。脑电图，以评估亚临床癫痫发作活动及脑病迹象。急性神志改变患者应行腰椎穿刺及 CSF 分析，有发热或其他感染表现时应尽快进行。如果检测到 CSF 细胞增多，应考虑并检测多种感染。该患者在系统性红斑狼疮活动期出现急性精神症状，并无前期用药、肝肾功能损害、感染、外伤、肿瘤病史，因此考虑神经精神性狼疮可能性大。

对神经精神性狼疮的管理目标应满足两个标准，首先是对症治疗。《2021 APLAR 共识申明：系统性红斑狼疮的管理》指出，对症治疗和消除加重因素，是治疗癫痫、抑郁和认知功能障碍等精神神经症状的重要措施。其次，应根据患者的发病机制主要与炎症还是缺血性通路相关来选择治疗。针对炎症通路，应选择大剂量糖皮质激素单独或联合环磷酰胺、硫唑嘌呤、吗替麦考酚酯治疗。《2020 中国系统性红斑狼疮诊疗指南》指出，对中度神经精神狼疮患者，首选激素冲击治疗，效果不佳可加用环磷酰胺。利妥昔单抗可考虑用于治疗炎症相关的难治性神经精神狼疮。现认为神经精神性狼疮引起的脑缺血事件与 aPL 抗体有关。因此，NPSLE 脑缺血的一级预防与降低血栓形成前风险有关。但目前的推荐治疗及治疗目标不一致。2021 年 APLAR 共识声明指出，NPSLE 患者有血栓形成，且 aPL 抗体阳性，需要进行抗凝治疗。血栓形成伴 aPL 抗体高危患者，使用维生素 K 拮抗剂优于口服抗凝剂。无论患者是否存在其他动脉粥样硬化的危险因素，低剂量阿司匹林（75 ～ 100 mg/d）均可作为预防 aPL 抗体高危患者并发血栓形成的主要治疗。目前一些靶向药物已在动物实验中显示出对神经精神性狼疮的潜在作用，未来有望为神经精神性狼疮患者提供更多的帮助。

病例 20　双下肢结节性红斑 8 个月

患者何某，女性，65 岁，广东潮州人。2019 年 5 月就诊于中山三院风湿免疫科。

一、主诉

双下肢结节性红斑 8 个月。

二、现病史及相关病史

患者 8 个月前无明显诱因出现左下肢直径约 2 cm 类圆形结节，呈暗红色，周围伴有红晕，局部疼痛明显，突出皮面。无伴水疱、渗液、脱屑、瘙痒，无发热，自服中药（具体不详）数天后皮疹逐渐消退。但双下肢其他部位逐渐出现皮疹，直径在 2 ~ 5 cm 之间，部分为鲜红，部分为暗红，其余性质同前，继续服用以上中药，皮疹仍反复。现为进一步诊治收入我科。患者起病以来，无反复发热，无头痛，无鼻痛、流涕，无咽痛，无口腔、外阴溃疡，无口干、眼干，无咳嗽、咳痰、胸痛、咯血，无腹痛、腹泻，无血尿、泡沫尿、少尿，无间歇性跛行，无关节肿痛。精神、胃纳、睡眠可，体重无明显改变。

既往史、个人史、婚育史、月经史、家族史无特殊。

病史采集的重点和临床启示

结节性红斑大多数病例出现在 20 ~ 40 岁之间，发病高峰出现在 20 岁至 30 岁之间。有研究表明，结节性红斑在女性中发生的概率是男性的 3 ~ 6 倍，然而，青春期前的不同性别发生率大致相同。好发于双小腿伸侧，为对称分布的深在性触痛结节，直径约 1 ~ 10 cm。结节表面皮肤初呈红色，平滑有光泽，略微高出皮面。几天后损害变平，留下挫伤样的青紫色斑。不发生溃疡，皮疹消退后无萎缩和瘢痕形成。结节成批出现，逐渐消退。自然病程数天或数周。全身症状可有发热、头痛 、乏力、关节炎及下肢水肿等。常见诱因包括感染、药物、妊娠、恶性肿瘤和炎症性疾病（如结节病或胃肠道疾病），但许多病例为特发性。常见的感染包含结核菌、链球菌，其他如非典型分枝杆菌、铜绿假单胞菌、短小棒状杆菌、肺炎支原体、布氏杆菌、梅毒、钩端螺旋体、病毒、真菌、原虫等也有可能。肿瘤性疾病如白血病、非霍奇金淋巴瘤、何杰金氏病、结肠腺癌、胰脏癌、宫颈癌、骨盆癌放疗治疗后、肾癌、肉瘤、胃癌等。风湿免疫性疾病如白塞病、动脉炎、肉芽肿性血管炎、系统性红斑狼疮、类风湿关节炎、干燥综合征、成人 still 病、复发性多软骨炎等。可能引起结节性红斑的药物非常多，包括一些常见的抗菌药物如头孢地尼、左氧氟沙星、环丙沙星、阿莫西林等，雌孕激素类、NSAIDs 等。其他诱因如结节病、克罗恩病、溃疡性结肠炎、暴发性痤疮、伯格氏病、慢性活动性肝炎、结肠憩室病、憩室炎、肉芽肿性乳腺炎、IgA 肾病、Sweet 综合征、C4 缺失引起的系统性红斑狼疮样综合征、水母叮咬、放射治疗、房屋失火时吸入浓烟、怀孕等。因此，病史的采集主要围绕以下方面展开：

（1）感染方面：患者有无发热、盗汗、体重下降，有无咽痛，有无呼吸系统、泌尿系统、消化系统、皮肤感染等定位症状，有无疫区疫水接触史，有无禽类、牛羊、鼠类等接触史。

（2）肿瘤性疾病方面：患者有无发热、淋巴结肿大、体重下降、大便改变、阴道异常出血等。

（3）自身免疫性疾病方面：患者有无结缔组织病或血管炎相关临床表现。

（4）药物方面：患者起病前有无特殊药物使用史。

（5）其他疾病方面：有无大便形状改变、痤疮、血尿、乳腺肿物、水母叮咬、起病前妊娠史。

经过病史采集分析：患者除反复双下肢结节性红斑外，患者讲话时鼻音较重，追问病史，患者诉近 1 年讲话声音稍改变。患者广东人，鼻咽癌高发地区，应重点筛查有无鼻咽部肿瘤。当然，感染、自身免疫系统疾病及其他部位肿瘤也不能完全排除。

三、体格检查

体温 36.8 ℃，心率 88 次/分，呼吸 16 次/分，血压 134/77 mmHg，浅表淋巴结未扪及肿大。鼻梁无塌陷、压痛，口腔黏膜光滑，未见龋齿、义齿。气管居中，甲状腺不大。胸廓无畸形，无压痛，双肺呼吸音清，未闻及干湿啰音。心前区无异常搏动，心界不大，心律齐，各瓣膜听诊区未闻及病理性杂音。腹部平软，无压痛、反跳痛，肝脾肋下未及，肠鸣 4 次/分。双下肢伸面、屈面散在分布直径为 2 ~ 5 cm 之间类圆形结节，呈暗红色，周围伴有红晕，边界欠清，皮温稍高，局部压痛，无伴水疱、渗液、脱屑、瘙痒，无波动感

（图 1）。双下肢无水肿。足背动脉搏动正常、对称。四肢肌力、肌张力正常，病理征未引出。

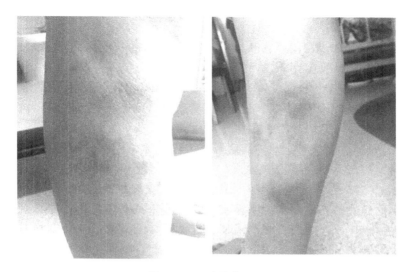

图 1　双下肢结节红斑

体格检查的重点和临床启示

本例体格检查应重点注意：

（1）生命体征及一般项目。尤其注意体温监测等。

（2）皮肤黏膜。注意皮疹、皮下结节、出血性皮疹（可为瘀点、紫癜或瘀斑）、雷诺现象、黏膜溃疡等。

（3）头颅五官。尤其注意有无鼻咽部黏膜、扁桃体病变，有无淋巴结肿大等。

（4）心肺腹体检。有无心肺腹部感染体征、有无炎症性肠病、肠结核体征。

（5）肌肉骨骼系统。有无关节肿痛，肌痛、肌无力等。

本例，与患者交流时，患者暂未见肿瘤性疾病、自身免疫性疾病、感染性疾病的其他体征。考虑单纯性结节性红斑可能性大，但仍需警惕非典型病原学感染、早期肿瘤所致。

四、辅助检查

初步检查结果：

血常规、尿常规、大便常规、肝功能、肾功能、电解质、肌酶、凝血正常。血脂升高：低密度脂蛋白 5.77 mmol/L。体液免疫：IgM 2.4 g/L，补体、C 反应蛋白正常。红细胞沉降率 28 mm/h；ASO、类风湿因子、抗核抗体、ENA 谱、血管炎组合、类风湿四项、抗磷脂综合征三项、抗心磷脂抗体正常。T-SPOT：A 抗原 21 个，B 抗原 27 个。血清铁蛋白 533.1 ng/mL。CEA、AFP、CA199、CA125、CA153 正常。乙型肝炎表面抗原、丙型肝炎肝抗体正常。心电图正常。腹部 B 超：右肾囊肿（2 枚），子宫萎小（绝经期），余未见异常。心脏彩超：二尖瓣反流（轻度），三尖瓣反流（轻度），左室舒张功能减退。双下肢动静脉彩超：动脉未见明显狭窄，血流未见明显异常；静脉血流通畅，未见明显血栓形成。浅表、腹腔系膜、腹膜后淋巴结彩超：未见肿大淋巴结。甲状腺、乳腺彩超：未见异常。胸部 CT：左肺上叶小结节，考虑炎性病变，建议抗炎后复查；双肺少许慢性炎症；主动脉硬化。

进一步检查结果：

入院后完善相关检查主要异常结果。皮肤活检病理示：送检少许皮肤组织，被覆鳞状上皮未见明显增生，真皮层纤维组织增生、胶原化伴水肿，皮肤附属器存在，血管周较多淋巴细胞、浆细胞及少量浸润，可见少量皮下脂肪组织，小叶结构存在，血管周少量淋巴细胞、浆细胞浸润，需结合临床。特殊染色结果：抗酸染色（−）、EBER（−）。鼻腔 MR 提示：左侧上颌窦、双侧筛窦及右侧额窦所见，考虑炎症肉芽肿（图 2）。右下鼻甲新生物及鼻中隔右侧新生物病理（图 3）：送检鼻咽黏膜活检组织，表面见灶性坏死，其内见肿瘤细胞弥漫密集分布，部分胞浆空，核不规则，有异型性，核分裂及凋亡易见，并见侵血管现象，结合免疫组化及原位杂交结果，考虑为结外 NK/T 细胞淋巴瘤，鼻型。免疫组化结果：CD3（少许 +），CD20（−），Ki−67（约 90% +），CD56（+），TIA（+），CK（−），CD2（少许 +），CD45RO（少许散在 +），CD43（+），TdT（−）。特殊染色结果：抗酸染色（−）。（左下鼻甲新生物）黏膜慢性活动性炎，未见明显肿瘤细胞浸润。分子病理结果：EBER（+）。

辅助检查的重点和临床启示

初步检查时应着重注意：

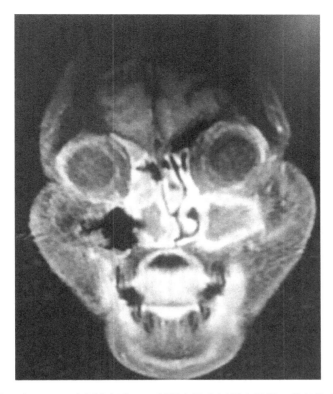

图 2　鼻咽部 MRI 示左侧上颌窦、双侧筛窦及右侧额窦所见，考虑炎症肉芽肿

（1）通过血常规、尿常规、生化全套、红细胞沉降率、CRP、炎症标记物等检查了解患者基本情况。

（2）进一步需进行结核分枝杆菌、非结核分枝杆菌、链球菌、EB 病毒、梅毒、CM 病毒等病原学检查，自身免疫性疾病的抗体谱，肿瘤标志物，胃肠镜检查，鼻咽镜检查，皮下结节活检病理等。

五、诊断

结外 NK/T 细胞淋巴瘤，鼻型。

六、治疗方案及转归

结外鼻型 NK/T 细胞淋巴瘤属于非霍奇金淋巴瘤（NHL）的一种少见类

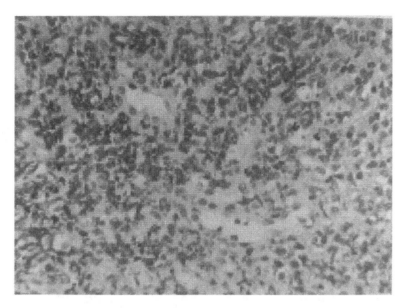

图3　鼻窦活组织检查示结外 NK/T 细胞淋巴瘤

型，主要发生于结外，占全部恶性淋巴瘤的 2%～10%。多数病例原发于鼻腔和咽喉部以上部位，少数病例原于鼻外，如皮肤、消化道、腮腺、脾、睾丸甚至中枢神经系统。病理表现独特，具有以血管为中心的多形性淋巴细胞浸润、瘤细胞浸润破坏血管继而引起坏死等特点，发病通常和病毒感染有关。该病早期临床表现不典型，呈侵袭性临床病程进展快、预后差、生存期较短、5 年总体生存率仅为 20%～56%。诊断明确后患者转血液科就诊。

诊治小结和思考

患者老年女性，双下肢皮疹伴疼痛，皮肤病理活检示血管周围见较多炎症细胞浸润表现，不除外血管炎，尤其鼻部 MRI 考虑炎性肉芽肿征象，容易误诊为肉芽肿性血管炎。肉芽肿性血管炎和淋巴瘤对糖皮质激素联合免疫抑制剂治疗均有效，容易造成误诊。患者鼻部肿物病理明确诊断淋巴瘤。EBER（+），证实患者存在 EB 病毒感染所致淋巴瘤，转血液外科治疗。对于老年患者结节红斑，应高度警惕肿瘤可能。此例患者声音改变为我们的检查提供了线索，提醒我们在日常临床工作中应明察秋毫，胆大心细，善于发现患者的阳性症状、体征。

病例 21　反复双下肢溃烂 4 年余

患者女性，34 岁，2021 年 8 月到中山大学附属第三医院风湿免疫科就诊。

一、主诉

反复双下肢溃烂 4 年余。

二、现病史及相关病史

患者 4 年余前无明显诱因出现左足溃烂，范围逐渐增大，伴脓液，左足第一趾指关节逐渐变黑、发红，疼痛明显，于外院行"左足坏死小腿中段截肢术"。1 年余前右下肢出现麻痛及溃烂，性质同左足，外院考虑诊断"右下肢血栓闭塞性脉管炎"，行"右小腿中上段截肢术"。平素常有胸闷、气促，活动后明显。无双下肢水肿、泡沫尿，无皮疹、脱发、关节肿痛，无反复口腔溃疡、外阴溃疡，无肌肉酸痛、乏力，无皮肤增厚变硬、吞咽困难。

既往有"高血压"5 年余，血压最高 173/95 mmHg，予硝苯地平缓释片控制血压，血压控制良好。发现糖尿病 3 年余，予口服降糖药治疗，血糖控制不佳。2 年前外院心脏彩超发现"扩张型心肌病"。曾有两次不良妊娠（孕 8 周、孕 10 周自然流产）。家族中无类似患者。

病史采集的重点和临床启示

从症状上看，患者主要症状主要表现在下肢感觉异常及皮肤溃烂。病史的询问应围绕神经系统及皮肤溃烂展开。因患者为双下肢同时受累，也应考虑全身性、系统性病因所致，故也应询问各系统伴随症状以及有鉴别意义的症状等。

（1）神经系统症状的进一步询问：麻木的起病诱因、发病情况、症状特点，各种临床表现随时间演变的过程、受影响的程度，相应的治疗和治疗后病情的变化等进行展开。询问有无其他感觉、运动异常，如有无深感觉异常，肌张力、运动协调性异常相关症状。还应了解有无外周单发多神经炎及其继发的运动障碍、感觉异常，如足下垂、麻木、浅感觉减退等。有无颅神经受累表现，或者脑出血、脑梗死早期症状或后遗症表现。

（2）询问下肢溃烂前有无皮肤症状：皮疹、破损、外伤等。下肢溃烂的进展及手术前后的治疗处理措施。

（3）询问全身一般情况及非特异症状：如有无发热、消瘦、乏力、关节疼痛等全身表现。

（4）询问有无呼吸道病变的表现：如有无哮喘、变应性鼻炎、鼻息肉、副鼻窦炎等。

（5）询问有无骨关节表现：如肌肉疼痛、关节肿痛、骨骼肌萎缩等。

（6）注意询问其他系统损害表现：如有无心脏疾病、脑血管意外、进行性心力衰竭，有无近期出现的进行性肾功能不全、蛋白尿，有无不明原因腹痛、腹泻、血便等。

（7）询问两次不良妊娠的具体情况：孕周、妊娠过程中妇科检查情况，有无行夫妻双方不良妊娠的相关检查，胚胎组织有无做染色体、基因方面的检查。

经病史采集和初步分析，患者麻木、下肢溃烂初步考虑为血管病变致血供不足引起。血管病变主要包括以下六大类：第一，退行性变性血管疾病，如动脉硬化；第二，炎症性血管疾病，如感染性动脉炎、梅毒性动脉炎、血管炎等；第三，功能性血管疾病，如雷诺综合征；第四，先天性血管疾病，如先天性动脉瘤、先天性动静脉瘘以及各种先天性血管肿瘤；第五，损伤性血管疾病，如损伤性动脉瘤，包括搏动性血肿以及术后吻合口的血管瘤、损伤性动静脉瘘；第六，肿瘤性血管疾病，如血管肉瘤、血管内皮细胞瘤以及血管外皮细胞瘤。其他如吸烟、饮酒、高血压、高血脂、高血糖都是常见的血管病变的危险因素。

三、体格检查

体形消瘦、全身广泛皮肤菲薄。双下肢截肢术后，下肢见手术疤痕。双手及下肢局部皮肤破溃、发黑、无渗液（图1）。全身未见皮疹，全身关节无肿胀、压痛。口腔未见义齿、龋齿，口腔黏膜未见溃疡。双上肢血压对称，未闻及颈动脉杂音。未闻及心脏杂音及额外心音。

体格检查的重点和临床启示

患者以下肢溃烂，感觉异常为主要表现，要注意全身血管受累情况及神经系统受累情况。

（1）生命体征及一般项目。尤其注意体温监测、血压监测，神志、步态等。

（2）皮肤黏膜。注意皮疹、皮下结节、出血性皮疹（可为瘀点、紫癜或瘀斑）等。

（3）头颅五官。尤其注意有无视力异常、视野异常、鼻咽部黏膜病变等。

（4）心肺体检。有无哮喘的相应体征，肺实变体征，心包积液体征等。

（5）神经系统。有无痛觉、温觉、感觉、深感觉异常，有无肌力、肌张力、运动协调性异常，有无颅神经受累体征，有无脑出血、脑梗死早期症状或后遗症表现。

本例体格检查暂未见其他部位血管病变所致阳性体征，提示血管病变主要集中在下肢血管。

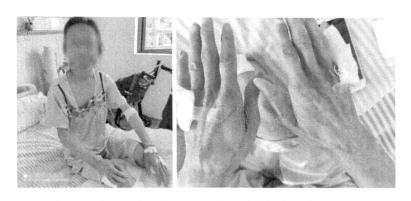

图 1　患者双下肢已截肢，双手及下肢局部皮肤破溃、发黑

四、辅助检查

初步检查结果：

血液检查：血常规、肝肾功能未见异常。空腹血糖 11.28 mmol/L，尿糖（3＋）。血清总胆固醇 10.03 mmol/L，甘油三酯 57.76 mmol/L，低密度脂蛋白 1.69 mmol/L，高密度脂蛋白 0.57 mmol/L。糖化血红蛋白 8.9%。空腹胰岛素 70.84 mU/L，空腹 C 肽 2.16 nmol/L。餐后 0.5 h 胰岛素 170.72 mU/L，C 肽 2.31 nmol/L；餐后 2 h 胰岛素 107.85 mU/L，C 肽 2.29 nmol/L。C 反应蛋白、红细胞沉降率正常。抗核抗体、抗中性粒细胞胞浆抗体阴性。抗心磷脂抗体、抗磷脂综合征三项阴性。

进一步检查结果：

血管彩超示颈动脉内中膜回声增强，左侧股总动脉分叉处、双侧股浅动脉下段不完全闭塞，不除外血管炎。冠脉 CT 示 RCA 近中段管腔狭窄约 60%～80%（混合斑块），LAD 管腔狭窄约 30%。心脏彩超示扩张型心肌病改变。全外显子测序发现 LMNA 基因错义突变 chr1：156084848 E×on1 NM_ 170707.4：c. 139G＞T（p. Asp47Tyr）（图2）

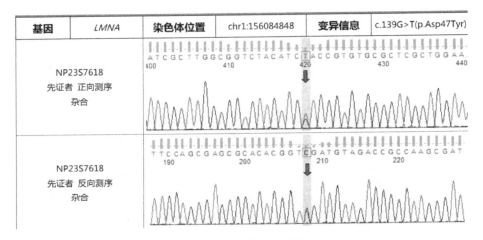

图2　患者 LMNA 基因部分测序图

辅助检查的重点和临床启示

初步检查时应着重注意：

（1）血常规、尿常规、生化全套、红细胞沉降率、CRP、炎症标记物等了解患者基本情况。

（2）血脂、血糖、尿酸、自身抗体、常见可引起感染性血管炎的病原学检查了解潜在血管炎症原因。

（3）全身血管的影像学检查了解血管病变情况。

（4）心脏、肾脏、头颅影像学检查了解潜在靶器官损伤情况。

经查，患者存在高血压、糖尿病、高脂血症等多项血管病变的高危因素，炎症指标不高，自身抗体阴性，梅毒、艾滋等病原学阴性，全身外周血管呈弥漫性改变，考虑血压、血脂、血糖所致血管病变可能性大。患者年轻女性，应重点寻找血压、血糖高的继发性原因。

五、诊断

患者查体有皮下脂肪萎缩，确诊糖尿病多年，血糖控制不佳，有高脂血症、扩张型心肌病，外显子测序发现 LMNA 基因错义突变，符合典型的家族性部分性脂肪营养不良。

六、治疗方案及转归

予胰岛素控制血糖、降脂、稳定斑块，内分泌科及心内科门诊随诊，血脂、血糖、血压控制可，无新发血栓，血管未进行性狭窄。2022 年 3 月再发一次自发性流产，胚胎染色体未见异常，但未行全外显子二代测序。

诊治小结和思考

该节报道了一例 LMNA 基因错义突变所致的家族性部分性脂肪营养不良，该突变位点在既往的文献中未见报道。患者的临床表现除糖尿病、脂肪代谢紊乱、脂肪萎缩外，还有明显的心脏受累、生育功能异常。因长期血糖、血脂控制不佳，导致血管病变，下肢缺血，双下肢均已截肢，极大影响了未来的生活质量。提示了早期诊断、干预的重要性，对于年轻患者的代谢异常，需关注特殊类型的遗传代谢性疾病，尽早进行基因、营养代谢筛查，尽早干预保护患者的长远生活质量。对于有家族史的患者应积极鼓励家属同时进行基因检测。

脂肪营养不良综合征的临床表现与脂肪丢失的程度有关。临床上，严重脂肪营养不良患者还可以表现出与脂肪营养不良相关的代谢紊乱或疾病，如严重的胰岛素抵抗、糖尿病、重度高脂血症、非酒精性脂肪酸血症、进行性肝病和代谢率增高。在脂肪损失程度上分为全身性、部分性或局部性。其中部分疾病还存在身体其他部位脂肪明显堆积。LMNA 基因突变是目前报道中最常见的导致脂肪营养不良的致病因素，目前报道已超 500 多例。其特征是从儿童晚期或成人早期开始出现皮下脂肪组织分布异常。受影响的个体逐渐从上、下肢以及臀肌和躯干区域失去脂肪，导致肌肉明显和浅静脉突出。在一些患者中，脂肪组织积聚在面部和颈部，导致出现双下巴、颈部肥胖或丘疹样外观。还会伴有代谢异常包括胰岛素抵抗型糖尿病伴黑棘皮病和高甘油三酯血症，但多毛症和月经异常很少发生。家族性部分性脂肪营养不良也可称为脂肪萎缩性糖尿病，但其基本特征是皮下脂肪丢失。LMNA 基因如发生致病性变异可引起扩张型心肌病 1A 型（CMD1A）、Emery-Dreifuss 肌营养不良症 2、心脏 – 手综合征 Slovenian 型、Malouf 综合征、生殖功能障碍、先天性肌营养不良，均以常染色体显性的方式遗传。扩张型心肌病（CMD）的特点是心脏扩张和收缩功能下降。该基因如发生致病性变异还可引起 Emery-Dreifuss 肌营养不良 3 型、腓骨肌萎缩症 2B1 型、下颌骨发育不良症和致死性限制性皮肤挛缩病，均以常染色体隐性的方式遗传。部分患者表现出自身免疫性疾病的表现，如系统性红斑狼疮、未分化结缔组织病、类风湿关节炎、雷诺现象、系统性硬化症、溶血性贫血、过敏性紫癜、自身免疫性肝炎、炎性肌病等。

脂肪营养不良的确切诊断标准尚未建立。其诊断主要基于病史、体检、身体成分和代谢状态。没有明确的血清瘦素水平可以确定或者排除脂肪营养不良。确认性基因检测对该病的诊断有很大的帮助，同时应考虑对高危家庭成员进行基因检测。

目前的治疗以预防或改善脂肪营养不良综合征的共病为主。目前没有治疗脂肪营养不良的方法，也没有能够再生脂肪组织的治疗方法。低脂饮食、运动可以改善代谢异常。